BINGH'AIZ SAEJLAUX FUENGZCEIH

肠癌防治

Sawcuengh Caeuq Sawgun

壮汉双语

Gu Yenhungz   Sunh Yozmingz   Cawjbien

顾艳宏　孙跃明　主编

Luz Yungjbinh   Hoiz

卢勇斌　译

Gvangjsih Gohyoz Gisuz Cuzbanjse

广西科学技术出版社

图书在版编目（CIP）数据

肠癌防治：壮文、中文 / 顾艳宏，孙跃明主编；卢勇斌译 . —南宁：广西科学技术出版社，2022.12（2024.1 重印）

（中国—东盟传统医药文库）

ISBN 978-7-5551-1877-0

Ⅰ.①肠… Ⅱ.①顾… ②孙… ③卢… Ⅲ.①大肠癌—防治—壮、汉 Ⅳ.① R735.3

中国版本图书馆 CIP 数据核字（2022）第 205698 号

CHANGAI FANGZHI（ZHUANG HAN SHUANG YU）

肠癌防治（壮汉双语）

顾艳宏　孙跃明　主编　卢勇斌　译

策　　划：赖铭洪
责任编辑：罗　风　黎　坚　袁　虹　彭溢楚
责任校对：苏深灿　　　　　　　　责任印制：韦文印
封面设计：韦宇星　　　　　　　　版式设计：桃　染

出 版 人：卢培钊　　　　　　　　出版发行：广西科学技术出版社
社　　址：广西南宁市东葛路 66 号　邮政编码：530023
网　　址：http://www.gxkjs.com　编 辑 部：0771-5864716
经　　销：全国各地新华书店
印　　刷：北京虎彩文化传播有限公司

开　　本：787 mm×1092 mm　1/32
字　　数：65 千字　　　　　　　　印　　张：3.5
版　　次：2022 年 12 月第 1 版　　印　　次：2024 年 1 月第 2 次印刷
书　　号：ISBN 978-7-5551-1877-0
定　　价：39.80 元

编委会名单

主　编：顾艳宏　孙跃明

副主编：陈晓锋　孙　婧　陆文斌

编　者：(按姓氏拼音先后顺序)

陈晓锋　崔娟娟　丁大伟　邓建忠　傅　赞　封益飞

顾艳宏　顾术东　黄朝晖　黄　伟　胡　俊　蒋书娣

金建华　陆文斌　李　敏　李　萍　李　俊　李文晶

梅　竹　彭　稳　彭　伟　蒲汪旸　孙跃明　孙　婧

谭　程　滕钰浩　吴志军　王　勇　王向前　王海东

王草叶　王　丹　王　颖　王　标　谢　菁　许妍洁

许礼平　徐玲燕　徐朋琴　薛维伟　杨正强　于政溢

袁高峰　姚　翠　言克莉　尹　悦　郑　侠　张　川

张玉松　张　胜　周卫忠　张　嘉　朱超林

Moegloeg

目录

Gij Vunz Lawz Yungzheih Baenz Bingh'aiz Saejlaux ?

Yinhsu baihndaw

Daih'iek miz sam faenh cih it baenz bingh'aiz saejlaux caeuq yizconz doxgven, danghnaeuz aen gyahoh ndeu ndawde miz lai boux vunz gonqlaeng baenz bingh'aiz saejlaux, daegbied dwg bingh'aiz saejgyoenj, couh yaek gig ngeiz dwg baenz bingh'aiz saejlaux dwg yizconzsing.

Bouxbingh menjyiz goengnaengz mbouj gaeuq ndei roxnaeuz gig mbouj doengz bingzciengz, hix miz gyoengq vunz yungyiemj baenz bingh'aiz saejlaux.

Gij sibgvenq gwndaenj mbouj ndei lumj cit ien、gwn laeuj gvaqbouh, gwn gij noh doenghduz gyagoeng lai daengj, daegbied dwg gijgwn hamz lauz lai cenhveiz noix, ndaej demgya gij fungyiemj baenz bingh'aiz saejlaux.

yinhsu baihrog

Ciengzgeiz naengh dwk mbouj-doengh, yindung noix ndaej sawj ndang vunz gizsu suijbingz bienq yiengh, menjyiz goengnaengz doekdaemq, caiq yinxbaenz bingh'aiz saejlaux.

Diegrangh ndaw namh noix siz yenzsu, caeuq diegrangh ciengzseiz fat bingh nonndoetlwed, hix caemh dwg diegrangh lai baenz bingh'aiz saejlaux.

Cawzliux doenghgij neix, lijmiz di bingh wnq hix caeuq bingh'aiz saejlaux miz gvanhaeh, lumj binghsaej fatndat, baugvat gveiyangzsing gezcangzyenz, gwzlozwnhbing. Lijmiz yenzgiu nyinhnaeuz, mbei gietrin, bouxbingh deng ciedgyej aenmbei, aenvih ndawndang raemxmbei vuenhlawh mbouj cingqciengz le, cauhbaenz roenloh diuzsaej menjyiz caeuq laengzdangj gunghnwngz deng byongq, caemh ndaej demsang gij gailiz baenz bingh'aiz saejlaux.

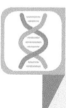

Cimdoiq yinhsu yizconz, aenvih yizconz yinhsu moix aen sibauh ndawde cungj miz, gihyinh ywbingh seizneix lij caengz cingzsug, ndigah, doiq yizconzsing baenz bingh'aiz saejlaux, cijnaengz doenggvaq gij raengcaz fuengfap cinjdeng haenx daeuj caeux di ra raen caeuq ywbingh.

Cimdoiq yinhsu menjyiz, ndaej doenggvaq gyagiengz muzlienh、hableix anbaiz yietnaiq, mienx bae guh hong baeg gvaqbouh daengj fuengsik daeuj gyagiengz menjyiz goengnaengz, yienghneix couh ndaej gibseiz fatyienh caeuq siumied gij sibauh gig mbouj bingzciengz ndaw ndang.

Cimdoiq yinhsu baihrog, aeu beizyangj gij gwnndoet caeuq swnghhoz sibgvenq gengangh: Mbouj gwn ien, siuj gwn laeuj, siuj gwn noh doenghduz caeuq doenghgij doxgaiq feizoenq、gyuiep, gemjnoix gij doxgaiq miz haih haenx deng sieng aen nemmoz saejlaux; habliengh yindung daeuj gyagiengz diuzsaej noddoengh, coicaenh baizbienh, fuengzre doegsu romcwk youq ndaw saej; gungci ndangnaek, gemjnoix lauz youq ndaw dungx doicwk, gaijndei gij siuvaq caeuq baiz ok goengnaengz diuz roen saej; bingzyaenx gijgwn, gaemhanh youzlauz caeuq yezlieng ciemq haeuj, louzsim dembouj gijgwn cenhveiz, gyagiengz diuzsaej noddoengh.

Danghnaeuz miz yenzcwngsing binghsaej daengj gij bingh caeuq baenz bingh'aiz saejlaux mizgven de, cizgiz bae yw doengzseiz, lij aeu dinghgeiz bae cazra gij baenz bingh'aiz saejlaux dem, caenhcaeux fatyienh caeuq bae yw gij bingh'aiz aiq miz caeuxgeiz bienqvaq.

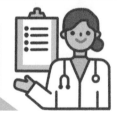

Bingh'aiz saejlaux dwg cungjliuzyak miz yizconzsing haemq sang.

Daih'iek miz sam faenh cih it bouxbingh bingh'aiz saejlaux miz yizconz beigingj.

Doeklaeng miz 5% ～ 6% bouxbingh bingh'aiz saejlaux cinjdeng yawj guh yizconzsing bingh'aiz saejlaux.

Bingzciengz, yizconzsing bingh'aiz saejlaux gaengawq dwg mbouj dwg miz gij nohmaj saejsaeq baen guh song cungj :

1
Cungj daih'it aeu binghnohmaj guh cujyau dwzcwng, baudaengz gyahcuzsing senzliuzxing binghnohmaj（FAP）、yizconzsing swzsu caem cwk ndaw sai siuvaq binghnohmaj cunghhozcwng（PJS）、yiengh faenzgawq binghnohmaj cunghhozcwng（SPS）daengj.

2
Cungj daihngeih dwg bingh'aiz saejlaux caeuq binghnohmaj fouz gvanhaeh, ndawde cungj bingh'aiz saejgiet saejgyoenj miz yizconzsingq caeuq mbouj miz nohmaj（HNPCC）ceiq raen lai, linzgiz cunghhozcwng ciemq sojmiz bingh'aiz saejlaux 2% ～ 4%, cungj yizconsing bingh'aiz saejlaux cunghhozcwng neix ceiq ciengz raen.

Gizsaed mbouj yungh yousim, bingh'aiz saejlaux mbouj banhlah.

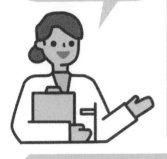

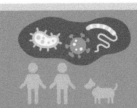

Binghlah dwg youz gak cungj bing'yenzdij yinxhwnj, lumjbaenz sigin、binghdoeg、nongeiqseng daengj, doengh cungj bingh ndaej youq vunz caeuq vunz、vunz caeuq doenghduz roxnaeuz doenghduz ndawde doxriuz haenx.

Miz vunz loek duenhdingh gij "gyacuz yienhsiengq" bingh'aiz saejlaux haenx, buenqdingh dwg cienzlah, gizsaed daih'iek miz sam faenh cih it bingh'aiz saejlaux dwg yizconz yinhsu fatseng cozyung.

Linghvaih, bingh'aiz saejlaux fatseng dwg vanzging yinhsu caeuq yizconz yinhsu doengzcaez yinxhwnj, doengz aen gyadingz cwngzyenz ndeu danghnaeuz miz gij swnghhoz sibgvenq mbouj ndei caezcaemh, roxnaeuz ciengzgeiz comzyouq ndaw vanzging doxdoengz baenz bingh'aiz, couh ndaej cauhbaenz cungj yienhsiengq gyacuz doxcomz baihndaw miz bingh baezfoeg yakrwix baudaengz bingh'aiz saejlaux, hoeng cungj yienhsiengq neix caeuq cienzlah mbouj miz gvanhaeh.

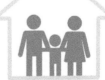

Bingh'aiz saejlaux itbuen mbouj miz mingzyienj binghyiengh, ciengzseiz dang cungjliuz sengmaj daengz itdingh cingzdoh seiz, caiq miz gij yienghsiengq lajneix cij baenz:

1 dungxraeng、dungxin

Giz in de dingzlai dwg gyonjcomz youq giz gyang caeuq laj aendungx, biujyienh baenz bongz in roxnaeuz ndaenqin, caemhcaiq cugciemh gyanaek seiqdaeuz.

2 ok haex lwed

Ndaej ok haex saek hoengz singjsien roxnaeuz saekhoengz amq, caemhcaiq ciengzseiz dwg lwed aeuq haex faenliz. Ok lwed liengh haemq lai seiz, haex couh yienh'ok hoengzndaem、caeuq ciengq mak ityiengh.

3 ok haex sibgvenq caeuq yiengh yungzheih gaijbienq

Biujyienh baenz mbat soq ok haex demlai, moix baez ok haex mbouj lai, roxnaeuz dan dwg ok di haux caeuq lwed, caemhcaiq miz cungj roxnyinh baiz sibgvenq mbouj rox liux; haexgaz roxnaeuz oksiq; haex bienq yiengh、bienq saeq、ndaej raen yiengh bej, caemhcaiq gij haex bienqyiengh gwnzde ciengzseiz bengx miz seilwed roxnaeuz raemx niu.

Cawz le doengh gij bingh ciengzseiz raen neix, bingh'aiz saejlaux lij aiq miz lwed noix、siu byom、naetnaiq、raeujrub doengh gij biujyienh neix daengx ndang cungj miz.

Aenvih doengh gij yienghsiengq gwnzneix, ciengzseiz cungj mbouj dwg gij biujyienh baenz cungj mbouj doengz vunz, yungzheih caeuq baenz siq、baezhangx doengh gij bingh wnq doxgyaux, wngdang gibseiz bae yawjbingh, mienxndaej ngaiznguh binghcingz.

Raenggenj Bingh'aiz Saejlaux Aeu Guh Gijlawz Genjcaz ?

Bingh'aiz saejlaux sengmaj gig menh, cenzfuzgiz haemq nanz, dwg gvihaeuj siujsoq geij cungj bingh'aiz, ndaej doenggvaq geizcaeux genjleh bae caz ndaej yw ndei haenx ndawde cungj ndeu.

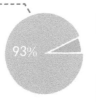

93% bingh'aiz saejlaux dwg daj baezfoegsen daeuj（Cungj binghbienq youg baenz bingh'aiz gaxgonq）.

baezfoegsen → bingh'aiz saejlaux

Daj baezfoegsen fazcanj daengz aiz aeu yungh haj bi daengz caet bi.

Vunz aeu guh bingh'aiz saejlaux raeng caz ndeu

gyoengq vunz bingzciengz	Gyoengq vunz mbouj miz bingh'aiz saejlaux fatseng yinhsu gig yungyiemj haenx.
gyoengq vunz yungyiemj lai	Gyoengq vunz miz bingh'aiz saejlaux gyacuz lizsij、yenzcwngsing binghsaej、mbouj gengangh swnghhoz sibgvenq.

Seizneix bingh'aiz saejlaux raengcaz cujyau soujduenh baudaengz :

 haex nyouh dwk lwed sawqniemh

 saejgyoenj cijgenj

 haex nyouh DNA genjcaz

 neiging genjcaz

 doxgaiq baezfoeg geiqhauh genjcwz

 yingjsiengyoz genjcaz

7 Bingh'aiz Saejlaux Aeu Guh Gijlawz Yingjsiengyoz Genjcaz ?

1 Najaek、dungx caeuq banzgyangh demgiengz CT genjcaz

Ndaej duenhdingh bingh'aiz saejlaux youq gizlawz、baezfoeg gij laeg lumj cimqnyinh、baezfoeg caeuq gij gezgou caeuq gi'gvanh seiqhenz siengdoiq gvanhaeh、gihyiz linzbahgez cienj dem seiqhenz sailwed baezfoeg ciemqfamh daengj, doiq mingzbeg doekdingh bingh faengeiz canggvang miz gij linzcangz gyaciz youqgaenj.

2 Banzgyangh gauhfwnhbenliz swzgungcin（MRI）genjcaz

Ndaej cingcuj bae duenhdingh bingh'aiz baezfoeg saejgyoenj faengeiz （faengeiz T）、linzbahgez faengeiz（faengeiz N）、Gvaengzhob ciedlaengz caeuq bingh'aiz saejgyoenj henzrog bingh'aiz yezgvanjconh daengj.

3 Ginggvaq saejgyoenj cauhswngh genjcaz

Doiq mingzbeg bingh'aiz saejgyoenj dwg mbouj dwg ciemqfamh caengz nemmuek aendungx caeuq caengz baihlaj miz yiyi youqgaenj, ndaej bangcoh mingzbeg baezfoeg linzcangz faengeiz.

4 Daep MRI genjcaz

Cauhswngh roxnaeuz CT hozngeiz boux daep senjdeuz, daegbied dwg daep senjdeuz miz gij soujsuz ndumjyouq seiz siucawz gihvei, wnggai guh daep MRI genjcaz.

5 PET/CT genjcaz

PET/CT dwg cingdenswj fatnyingz duenhcaengz yienjsiengq/X sienq gisongih daejcaengz baenzsiengq, de daezhawj gaijbouj yienhsiengq doengzseiz, ndaej genjcaz ok mbouj doengz saeuqbingh yiengh hozsingq daise、danghnaeuz giva guh gij soujsuz baezfoeg cienjnod ciedcawz roxnaeuz yaek guh'ok gij ywbingh gezcwz hungnaek, PET/CT genjcaz dwg yungh bae fatyienh aiq miz gij saeuqbingh senjnod engq lai, baenzneix baexmienx soujsuz roxnaeuz yw bingh gvaqbouh.

Gwnz linzcangz ciengzseiz aeuyungh gak cungj yingjsiengyoz genjcaz soujduenh dox dembouj, aeu daeuj cungfaen bingzguj gij faengeiz bingh'aiz saejlaux, yienghneix couh ndaej cijdauj gveihfanva yw bingh'aiz saejlaux.

Duenhbingh bingh'aiz saejlaux itdingh aeu guh cangzging. Yienghlawz lwed roxnaeuz yingjsiengyoz genjcaz gezgoj cungj cij ndaej gangjmingz bouxbingh "gig miz gojnwngz" ndaej bingh'aiz saejlaux, cijmiz "cangzging+binghleix hoz genj" gezgoj cijndaej duenhbingh bingh'aiz saejlaux.

Gij muzdiz daeuj guh cangzging

it

Doekdingh dwg mbouj dwg baezfoeg yakdoeg. Haujlai seizhaeuh, mbangj di bingh wnqndei hix yaek yinxhwnj gij doxgaiq baezfoeg geiqhauh haenx swnghwnj sang, cijmiz doenggvaq cangzging bae daengz giz binghsaeuq, duetaeu aen bouhfaenh gwnz saeuqbingh cauq mbangj cujyau ywbingh guh binglijyoz genjcaz, cij ndaej doekdingh dwg mbouj dwg bingh'aiz saejlaux.

ngeih

Doekdingh gij gidij binglij loihhingz bingh'aiz saejlaux. Mbouj doengz loihhingz baezfoeg ywbingh fuengfap mbouj doxdoengz caez, cijmiz mingzbeg doekdingh le gidij binglij loihhingz cij miz gojnwngz doiq bingh roengz yw.

Ndigah, duenhbingh bingh'aiz saejlaux itdingh aeu guh cangzging.

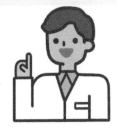

9 Guh Cangzging Indot Lwi ?

Aeu hoizdap aen vwndiz neix, sien aeu rox daengx aen gocwngz cangzging.

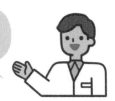

Youq guh cangzging genjcaz gaxgonq, sien aeu guh roensaej caepcawq, guh soujsuz gaxgonq 2 ~ 3 ngoenz, caenhliengh gwn di doxgwn damh yungzheih siuvaq haenx.

Guh soujsuz gaxgonq couh gwn ywsiq, dwk gij haex ndaw saej ok seuqsetset bae.

Cangzging genjcaz dwg dawz diuz cizging daih'iek 1 lizmij、daiq aen gingdaeuz daujguenj daj congh haex cap haeuj bae, ciuq gonqlaeng ginggvaq damhaex、saejgyoenj、gietsaej bae daengz giz saejgungz, gvanhcaz nemmuek saej dwg mbouj dwg miz binghbienq.

Danghnaeuz raen foegndaek, ndaej mbaet mbangj saeuqbingh cujyau ywbingh guh hozgenj, miz gij cingzgvang sihyau lij ndaej youq laj cangzging doiq giz bingh bienq haenx daeuj yw, lumjbaenz cigsoh gejcawz nohmaj.

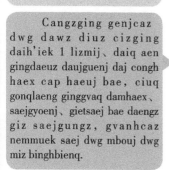

Gaenriengz yihliuz sezbei vuenhmoq, seizneix cangzging genjcaz gaenq mbouj lumj doenghbaez gyoengqvunz siengjsiengq yienghhaenx haemzhoj, daih dingz lai vunz cungj ndaej nyaenx ndaej. Danghnaeuz saedcaih miz youheiq, hix ndaej senj cangzging fouz indot genjcaz, couh youq genjcaz gaxgonq daj cim ywmaz. Hoeng cangzging fouz indot genjcaz hix mbouj dwg hab moix boux vunz, bouxgeq、boux binghnaek goengnaengz sim caeuq bwt mbouj caezcienz、boux goengnaengz daep caeuq mak mbouj cingqciengz、boux binghnaek sinzgingh hidungj dem gizyawz mbouj ndaej daj cim ywmaz, couh mbouj ndaej guh cangzging fouz indot genjcaz.

bouhfaenh daih'it	Gij gihbwnj saenqsik bouxbingh, baudaengz singq-mingz、singqbied、nienzgeij、binglijhau daengj.
bouhfaenh daihngeih	Daihgaiq genjcaz gezgoj, baudaengz giz baezfoeg、gij raez duenh saej、baezfoeg daihgaiq loihhingz、baezfoeg hung iq、baezfoeg liz song mbiengj gat miz geijlai gyae、baezfoeg miz mbouj miz mbongq congh、gij soujsuz cienzbouh cietsaed himoz saejgyoenj cawz haenx（TME）、himoz byauhbwnj caezcingjsingq、linzbahgez genjcaz ok soqmoeg caeuq faencuj daengj.
bouhfaenh daihsam	Canghyw binglijgoh aeu yenjveizging daeuj lwnhgangj conhyez aen cujyau ywbingh soengq genjcaz. Cujyau haugvat：

1 Faenloihhingz cujcizyoz. Ciuq faenvaq cingzdoh dawz binghsenzaiz saejlaux faenguh faenvaq sang bingh'aizsen、faenvaq deng bingh'aizsen、faenvaq cungdaengj bingh'aizsen、caengz faenvaq bingh'aiz seiq cungj.

2 Cujcizyoz faen gaep. 4 gaep faenfap conzdungj faen-baenz 1 ～ 4 gaep, Seiqgyaiq Veiswngh Cujciz (WHO) gij 2 gaep faenloih fuengfap faenbaenz gaep daemq caeuq gaep sang. cujcizyoz faen gaep bingzciengz yied daemq yied ndei.

3 Megguenj caeuq sinz-gingh ciemq-famh.

4 Gvaengzhob ciedlaengz.

Gaengawq gij saenqsik binglij baugau daezhawj haenx, raeuz ndaej doekdingh bouxbingh baezfoeg faengeiz. Baezfoeg faengeiz ciengzseiz yungh TNM faen geiz daeuj byaujsi. Gyoebhab TNM faengeiz, dawz bingh'aiz saejlaux faen geiz gvi loih guh Ⅰ ～ Ⅳ geiz.

faen geiz T	Dwg cimqnyinh ciengz saej miz geijlai laeg	Geiz Ⅰ	Geiz Ⅲ
faen geiz N	Dwg gihyiz linzbahgez conjyiz cingzgvang	Geiz Ⅱ	Geiz Ⅳ
faen geiz M	dieggyae cienj bae	geiz caeux、cung	geiz cung、laeng

Vihmaz Gij Lixraez Lixdinj Bouxbingh Mbouj Doengz Doxca Gig Lai ?

Bouxbingh bingh'aiz saejlaux mbouj doengz yawjlaeng daengz hix mbouj doxdoengz, cujyau caeuq giz baezfoeg, baezfoeg cingzdoh gig rwix, bouxbingh yizconz beigingj, baezfoeg cincanj cingzdoh dem bouxbingh giekdaej gengangh canggvang daengj mizgven.

gietsaej mbiengj swix

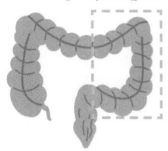

Saejlaux baugvat gietsaej caeuq saejgyoenj, gietsaej baen guh swix, gvaz song mbiengj. Daih soqgawq faensik fatyienh, bouxbingh bingh'aiz gietsaej mbiengj swix lix ndaej engq raez.

Canghyw ciengzseiz yungh "faenvaq" aen binglijyoz mingzswz neix daeuj lumjbaenz ndaek baezfoeg cingzdoh gig rwix, faenvaq cingzdoh baudaengz faenvaq sang, faenvaq cungdaengj caeuq faenvaq daemq. Bingh'aiz faenvaq yied sang gij rwix cingzdoh yied daemq, baezfoeg mbouj yungzheih senjdeuz, bingh fazcanj doxdoiq menh, bouxbingh yawjlaeng hix haemq ndei, hoeng baezfoeg faenvaq yied daemq gij rwix cingzdoh yied sang, bingh cincanj gig vaiq, baezfoeg doxdoiq yungzheih senjdeuz, yawjlaeng hix ca.

Duenqbingh caeuq yw bingh bingh'aiz saejlaux seizgei hix dwg aen yinhsu youqgaenj yingjyangj yawjlaeng, bouxbingh geizcaeux fatyienh, seizcaeux ywbingh beij bouxbingh seizlaeng lix ndaej engq raez, engqdaengz haujlai bouxbingh bingh'aiz saejlaux seizcaeux yw ndaej ndei.

Gij giekdaej canggvang bouxbingh hix caeuq yawjlaeng gvanhaeh maedcaed, bouxbingh biz, miz sim sailwed daengj gihcujbing roxnaeuz ndangnyieg, lix ndaej mingzyenj beij bouxbingh mbouj miz gihcujbing dinj.

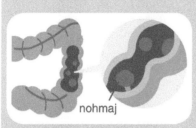

nohmaj

Caengzrog nenzmoz saejlaux dod hwnj duq binghbienq cungj heuhguh nohmaj, miz mbangj dwg gij nohmaj yenzsing, miz mbangj dwg gij nohmaj demseng, engqdaengz bingh'aiz saejlaux caemh dwg nohmaj, dwg "gij nohmaj yakdoeg". Lij miz mbangj dwg nohmaj yiengh baezfoegsen caeuq gizyawz.

Nohmaj yenzsing caeuq nohmaj demseng dwg nohmaj ndei, mbouj rox fatseng aiz bienq, doengciengz hix mbouj miz gij yiengh saejheiq gig mingzyienj.

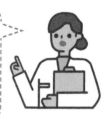

Nohmaj yiengh baezfoegsen hix couh dwg baezfoegsen saejlaux, yienznaeuz dwg cungj nohmaj ndei ndeu, hoeng miz gij gojnwngzsing aiz bienq, yienznaeuz bienq baenz bingh'aiz bijliz mbouj daengz 10%, hoeng gij bingh'aiz saejlaux dwg youz gij nohmaj yiengh baezfoegsen fazcanj baenz, ndigah, dwg boux cujyau duisieng raengcaz bingh'aiz saejlaux.

Gaengawq swhliu linzcangz faensik, gij nohmaj yiengh baezfoegsen fazcanj baenz bingh'aiz saejlaux itbuen aeu yungh 5 ~ 10 bi seizgan, ndigah, doiq bouxbingh bingh'aiz saejlaux guh raengcaz geizcaeux youq seizcaeux fatyienh bingh'aiz saejlaux, guhdaengz caeux yawj caeux yw, miz gyaciz youqgaenj.

Danhfanz daj laj gingq baihndaw yawj daengz daj nemmuek saejlaux caengzrog doed okdaeuj daengz conghhoengqsaej giz doed hwnj cungj heuhguh nohmaj.

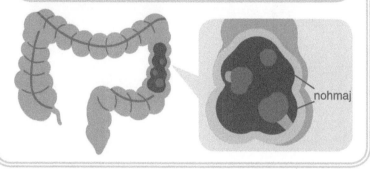

nohmaj

Nohmaj miz lai cungj binghleix loihhingz, baudaengz nohmaj yenzsing, nohmaj demseng daengj cungj nohmaj ndei ndeu, dem gij nohmaj yakdoeg.

Dan doenggvaq laj gingq baihrog nanz faenbied gij yienghbingh de, yungh mbouj yungh guh soujsuz, mbouj dwg youz gij yienghceij saej baihlaj cangzging haen bae gietdingh, hoeng youz gij "ndangfaenh" binghleix daeuj gietdingh.

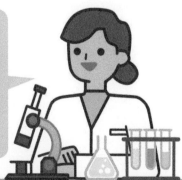

Vahsug gangj "Cib boux sai miz gouj boux baenz baezhangx", gangj—mingz, baezhangx fatbingh bijliz maqhuz sang, daegbied dwg bouxsai.

Gwnndoet sibgvenq （lumjbaenz gwn manh、uqyouz、cenhveiz co noix）caeuq swnghhoz sibgvenq （lumj giepnoix yindung、naengh caez daengj）mbouj ndei dwg gij yinhsu youqgaenj yinxbaenz baczhangx fatseng haenx.

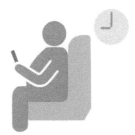

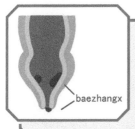

baezhangx

Baezhangx dwg duenh baihlaj saejgyoenj caeuq gij megcingx conghhaex cunglwed yinxhwnj megcingx guizmbe bienqbaenz gaemzsailwed, gvihaeuj binghbienq ndei, itbuen mbouj rox bienq bingh'aiz.

14

Baezhangx caeuq bingh'aiz saejlaux cungj rox ok haex miz lwed, youq yawjduenh fuengmienh yungzheih doxgyaux. Hoeng song yiengh neix gij daegdiemj ok lwed mbouj doengz, baezhangx biujyienh baenz haex ok liux le lwed couh ndik okdaeuj, youq haex baihrog roxnaeuz gwnz ceij, mbouj caeuq haex doxgyaux, lai ndaej saekhoengzoiq. Bingh'aiz saejlaux biujyienh baenz lwed caeuq haex caez doxgyaux baiz okdaeuj, dingzlai dwg saekamqhoengz、saekaeujciengq roxnaeuz saekndaem, ciengzseiz buenx miz haux, cauxbaenz haexlwed daiq hauxnoengz.

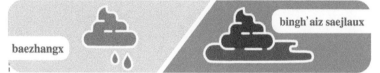

baezhangx / bingh'aiz saejlaux

Aeu daegbied gangj daengz, baezhangx ciengzseiz rox "ndoj" bingh'aiz saejlaux, ndigah, mboujlwnh dwg mbouj dwg miz baezhangx, ok haex daiq lwed doq wnggai gibseiz yawjbingh daeuj baizcawz bingh'aiz saejlaux, gaej aenvih baezhangx nyiengh bingh'aiz saejlaux "muenz mbwn gvaq haij".

Cangzveiyenz caeuq bingh'aiz saejlaux miz gij yiengh doxlumj, hix couh dwg dungx in、oksiq.

Cangzveiyenz fat bingh gaxgonq dingzlai miz gwn mbouj seuq, gwn ndip gyoet、manh daengj gijgwn, roxnaeuz dungxgyoet daengj yaeuhyinh. Itbuen binghyiengh dungx in、oksiq haemq haenq youh dinj, buenxmiz binghyiengh fathwngq、dungxfan、rueg daengj.

Gij dungx in、oksiq bingh'aiz saejlaux lai dwg ciengzgeiz、menhsingq, ciengzraen dwg cungj indot seiz hwnj seiz roengz, caeuq gwnndoet、deng liengz daengj gvanhaeh mbouj daih, itbuen mbouj miz dungxfan、rueg, gij binghyiengh ciengzseiz miz ok haex miz lwed、naetnaiq、byom daengj.

Saejgiet caeuq saejgyoenj itbuen heuhguh saejlaux, daih'iek miz 150 lizmij raez. Baudaengz saejbe、 saejgietgwnz、 saejgietvang、 saejgietlaj、 saejgiet yizcangz、 saejgyoenj caeuq conghcaetcongq. Gwnz linzcangz ciengzseiz dawz saej faen baenz swix、 gvaz song buenq.

Gietsaej mbiengjgvaz baudaengz saejbe、 saejgietgwnz、 saejgietvang.

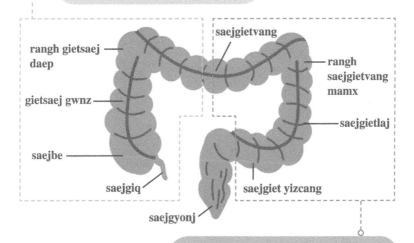

rangh gietsaej daep

gietsaej gwnz

saejbe

saejgiq

saejgyonj

saejgietvang

rangh saejgietvang mamx

saejgietlaj

saejgiet yizcang

Gietsaej mbiengjswix baudaengz mbiengj swix gietsaejvang、 saejgietlaj caeuq saejgiet yiengh "乙" .

16

Gaengawq baezfoeg vih mbouj doengz, gij fuengsik guh soujsuz mbouj ityiengh, ndaej faenhaenz lajneix 4 cungj:

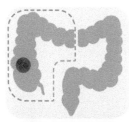

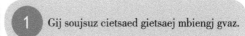

1 Gij soujsuz cietsaed gietsaej mbiengj gvaz.

Habyungh baezfoeg youq mbiengj gvaz gietsaej.

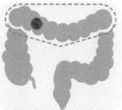

2 Gij soujsuz cietsaed saejgietvang.

Habyungh dwk bingh'aiz saej.

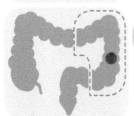

3 Gij soujsuz cietsaed gietsaej mbiengj swix.

Habyungh baezfoeg youq mbiengj swix gietsaej.

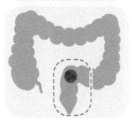

4 Gij soujsuz cietsaed saejgyoenj yizcang saejgiet.

Bingh'aiz saejgyoenj soujsuz fuengsik faen guh 3 cungj lajneix：

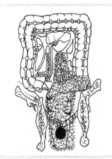

Aen gisuz fuzveiyinh lienzhab yw gatcied bingh'aiz saejgyoenj（soujsuz Miles）

Couhdwg soujsuz mbouj baujlouz conghhaex. Habyungh bingh'aiz youq baihlaj saejgyoenj. Cingcawz fanveiz baudaengz saejgyoenj、damhaex gij cujyau ywbingh seiqhenz, youq aendungx giz laj baihswix guh congh bak saejgiet vunzcauh yiengh lumj "乙", de hix ndaej ciengxlwenx yungh.

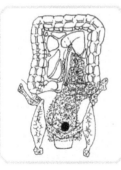

Saejgyoenj gizdaemq ciedcawz soujsuz（soujsuz Dixon）

Saejgyoenj lajdaemq cietcawz soujsuz, couhdwg soujsuz baujlouz conghhaex. Habyungh bingh'aiz youq baihgwnz saejgyoenj. Aenvih baujlouz le cukgaeuq saejgyoenj caeuq conghhaex, soujsuz deng sieng iq, okhaex goengnaengz ndei.

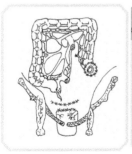

Gvaq ndaw dungx guh saejgyoenj ciedcawz soujsuz（soujsuz Hartmann）

Hixdwg soujsuz cawz baezfoeg、giz gyawj dawz donh saejlaux miz bingh gvej bae, caiq daj bangx dungx buq hai cauh congh ok haex, giz gyawj cix saek congh saejgyoenj dwk. Habyungh youq itbuen cingzgvang gig ca（lumj bouxlaux）、bouxbingh souh mbouj ndaej Miles caeuq Dixon soujsuz.

MDT dwh vunqsik lai yozgoh doxgap cuj （multi-disciplinary team）

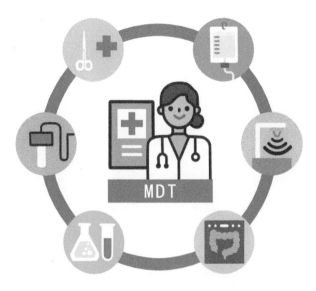

MDT dwg gij conhgyah youz baezfoeg vaigoh、baezfoeg neigoh、fangliuzgoh、yingjsienggoh、binglijgoh、neiging cungsim daengj gohsiz gyoepbaenz aen donzdui yw bingh haemq dinghmaenh ndeu，hopheux bouxbingh gij binglij loihhingz baezfoeg、ciemqfamh fanveiz（faengeiz）caeuq bienqvaq byaijyiengq guh daujlun，daezok aen fueng'anq ceiq ndei bae yw bouxbingh hableix，miz bouhloh bae wngqyungh gak aen yozgoh seizneix miz ywbingh soujduenh，baujcwng bouxbingh ndaej ndeicawq gig daih.

20 Bingh'aiz Saejgyoenj Guh Soujsuz Gaxgonq Aeu Guh Gijmaz Genjcaz Caeuq Cunjbei ?

Bingh'aiz saejgyoenj guh soujsuz gaxgonq baudaengz geij cungj lajneix：

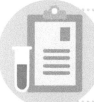

1 cienngzgvi genjcaz

Baudaengz lwed ciengzgvi、nyouh ciengzgvi、haex ciengzgvi、swnghva、goengnaengz gietlwed、hezhingz、baenzdauq suhhez gonq daengj.

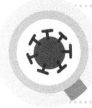

2 genjcaz baezfoeg

Baudaengz doxgaiq byauhci baezfoeg、cangzging cenhveiz gietsaej、gij CT demgiengz najaek caeuq dungx、saejgyoenj hwzswz gungcin daengj.

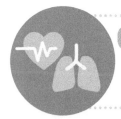

3 genjcaz goengnaengz sim caeuq bwt

Genjcaz caeuq bingzguh goengnaengz simdaep dungxsaej，liujgaij bouxbingh soujsuz nyaenxsingq.

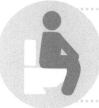

4 cunjbei roensaej soujsuz gaxgonq

Bouxbingh youq guh soujsuz gaxgonq ngoenz gwn yw siq ndeu，baizhoengq roensaej.

Bingh'aiz saejgyoenj soujsuz le binghgyoebfat ciengzseiz raen miz lajneix 5 cungj:

it Bakhob raemxnong. Bakhob raemxnong dwg binngh'aiz saejgiet saejgyoenj soujsuz le okyienh gij binghgyoebfat ceiq youqgaenj caeuq ceiq yenzcung ndeu.

Cawqleix bakhob conghnong:
① Daengx ndang doiq bingh cihciz yungh yw;
② Hableix yungh gangswnghsu;
③ Yinjliuzguenj cungswiq;
④ Soujsuz.

ngeih Guh soujsuz seiz caeuq guh le ok lwed. Seiqhenz saejgyoenj miz haujlai dinghmeg, baez deng sieng, ok lwed gig vaiq caemhcaiq mbouj yungzheih dingz lwed.

Sam Bakgvej deng ganjyenj.

Seiq Bingh'aiz saejgyoenj soujsuz le gojnwngz miz ok nyouh gunnanz、haex saetgimq、singgunghnwngz miz gazngaih.

haj Nyouh laeuh. Guh soujsuz seiz aenvih gak cungj yienzaen sienghaih rongznyouh roxnaeuz guenj soengqnyouh yinxhwnj.

22 Bingh'aiz Saejgyoenj Soujsuz Gvaq Ndaej Geijlaiz Seizgan Le Cijndaej Ok Yihyen ?

Cingqciengz cingzgvang danghnaeuz mbouj miz binghgyoebfat, guh soujsuz le, aeu caet ngoenz baedauq couh ndaej ok yihyen.

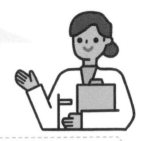

Nienzgeij、buenx fat bingh、soujsuz le binghgyoebfat daengj cingzgvang cungj rox yingjyangj daengz seizgan louzei.

（1）Nienzgeij

Bouxcoz beij bouxlaux louzei seizgan dinj. Dingzlai bouxlaux buenx miz gizyawz hidungj bingh. Linghvaih, bouxlaux ndangdaej nyieg, souh mbouj ndaej soujsuz, dauqfuk seizgan hix raez.

（2）Buenx fat bingh

Miz yiengh wnq buenx fat bingh, rox gyalai gij seizgan louzei.

（3）Soujsuz le binghgyoebfat

Binghgyoebfat soujsuz mingzyienj ietraez louzei seizgan, danghnaeuz youh guh mbat soujsuz ndeu、binghcwngh bakhob conghnong、bakcab ganjyenj daengj.

23 Bingh'aiz Saejgyoenj Ngamq Guh Gvaq Soujsuz Ndaej Gwn Gijmaz Doxgaiq ?

Bouxbingh guh gvaq soujsuz aeu louzsim gijgwn miz lai cungj lai yiengh, gaej maezsaenq "geihbak" daengj gangjfap, gak cungj yingzyangj bingzyaenx aeu, mbouj genj gwn, mbouj leh gwn.

Miz lajneix geij diemj aeu louzsim:

1 Guh gvaq soujsuz ngoenz daih'it ndaej gwn raemx caeuq dang haeux, ngoenz daihngeih ndaej gwn souh saw, yienzhaeuh cugbouh gvaqdoh daengz cingqciengz gwn ngaiz.

2 Bouxbingh guh gvaq soujsuz youq mwh louzei caenhliengh mbouj gwn uqyouz, beixmienx lizbah yijmih laeuh.

3 Hab cingdamh gwnndoet, ndaej gwn souh haeuxfiengj.

4 Gwn gij doxgaiq yungzheih siuvaq supsou haenx.

5 Lai gwn byaek, lumj byaekginz、byaekhau、lauxbaeg daengj.

6 Gaej gwn gijgwn lauz lai haenx, daegbied dwg mbouj baujhoz cihfangjsonh.

7 Haeujsim gwnndoet veiswngh.

8 Mbouj gwn gijgwn swgizsing caeuq manh.

9 Mbouj gwn ndip、nit、genq、cien caq、iepguh daengj gijgwn.

10 Gaiq ien gaij laeuj.

Bingh'aiz saejlaux soujsuz le gij fangh'an valiuz mbouj fukcab, baihnaj miz baengzgawq cingqsaed cujyau miz 3 cungj yw youq bingh'aiz saejlaux soujsuz gvaqlaeng ndaej aeu daeuj guh bangbouj valiuz: fuzniumizding、ausahliboz caeuq gajbeizdahbinh.

3 boux "cansw" neix ndaej cujhab baenz song cungj "binghdonz" :

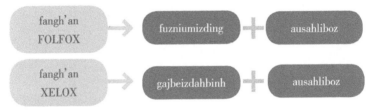

fangh'an FOLFOX → fuzniumizding + ausahliboz

fangh'an XELOX → gajbeizdahbinh + ausahliboz

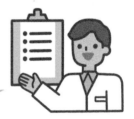

Sawjyungh cungj fangh'an lawz youz bouxbingh doiq mbouj doengz yw gij fucozyung de bingzguh nyaenxsingq caeuq canghyw yungh yw sibgvenq daeuj gietdingh.

Linghvaih, mbangj bouxbingh aenvih baenz bingh haemq caeux roxnaeuz nienzgeij haemq geq, hix gojyij yungh aen vunqsik "dan bing hoenxciengq", couhdwg gag yungh fuzniumizding roxnaeuz gajbeizdahbinh.

fuzniumizding / gajbeizdahbinh

Gaxgonq bingh'aiz saejlaux soujsuz le valiuz doengciengz genyi yw baenz buenq bi.

caijyungh fangh'an XELOX

Moix 3 aen singhgiz dwg aen couhgiz ndeu, gungh 8 aen couhgiz.

caijyungh fangh'an FOLFOX

Moix 2 aen singhgiz dwg aen couhgiz ndeu, gungh 12 aen couhgiz.

Gidij cingzgvang lij aeu caeuq canghyw siengliengz, canghyw baeznaengz rox gaengawq baezfoeg faengeiz、 gizyawz gij yinhsu haenqrem caeuq gij doeg cozyungh valiuz cunghab buenqduenh daeuj gietdingh ywbingh couhgiz soq.

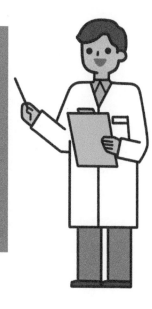

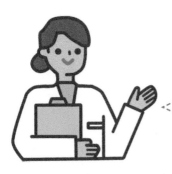

Yaek yw bingh'aiz saejlaux, gij yw valiuz ciengzyungh de yinxhwnj dungxfan、rueg fucozyung bingzciengz haemq mbaeu, roxnaeuz mbouj naek mbouj mbaeu, mbouj yungh yousim gvaqbouh.

Danghnaeuz valiuz le miz fanjwngq dungxfan、rueg yingjyangj gwn, canghyw rox hawj bouxbingh gwn yw dingz rueg、naenx dungx soemj roxnaeuz baujhoh dungx nemmuek, dingzlai cingzgvang, fanjwngq yaek youq 2 ～ 3 ngoenz le siusaet.

Doiq gig siujsoq bouxbingh okyienh rueg youqgaenj haenx, canghyw lij rox cizgiz bouj raemx, daeuj yawhfuengz saet raemx, caemhcaiq cou lwed vayen liujgaij bouxbingh dengaijciz cingzgvang, gibseiz gaij ndei gij binghcwng bouxbingh.

Gajbeizdahbinh yungh yw bingh'aiz saejlaux gig lai. Hoeng youq gwn yw geizgan, ndaej yaeuhfat mbangj di fanjying mbouj ndei, ndawde dinfwngz cunghhozcwng dwg cungj ciengzseiz raen ndeu, gij daegcwng de biujyienh baenz din fwngz maz、 raen ceiz mwt、 naengnoh gawh、 raiznding、 dek、 bopraemx gietgeng roxnaeuz in youqgaenj daengj.

Senqcaeux cazyawj、 fatyienh dwg fuengzceih dinfwngz cunghhozcwng gij banhfap ceiq youqgaenj de.

Baez miz dinfwngz cunghhozcwng, wngdang gibseiz caeuq canghyw lienzhaeh, youz canghyw doiq gij dinfwngz cunghhozcwng de guh faen gaep duenqdingh caeuq ywbingh.

gaep I
Naengnoh mbaeu di gaijbienq, itbuen mbouj yungh gizyawz daegbied cawqleix, bingzseiz baujciz naengnoh cinghseuq caeuq nyinh couh ndaej lo.

gaep II
Buenx miz in, doiq bingzciengz hozdung miz yingjyangj mbaeu, youq gwnz giekdaej baujciz naengnoh cinghseuq caeuq nyinh, doiq in mbangj giz yungh yw mazmaez couh ndaej lo.

gaep III
Gij biujyienh linzcangz miz duetsienj、 raemxbod、 ok lwed、 foeg raemx daengj, doengzseiz buenx miz in haenq, seizneix wnggai gatduenh ywbingh, deqfuk le gyangqdaemq yunghyw soqliengh roxnaeuz gaij yungh gij yw wnq.

Youq gwnz yw bingh linzcangz, canghyw vih dingh'ok ywbingh fueng'anq, rox gaengawq yienz fat baezfoeg canggvang、linzbahgez senj bae geijlai caeuq gij cingzgvang cienj bae gyae de dawz bingh'aiz saejlaux faen seiq geiz, faen dwg:

| geiz I | geiz II | geiz III | geiz IV |

Ndawde, geiz IV bingh'aiz saejlaux buenx miz cienj bae gyae, heuhguh geizlaeng bingh'aiz saejlaux.

Geizhaemh bingh'aiz saejlaux ndaej genj yungh lai cungj yw fuengfap, baudaengz guh soujsuz、valiuz、fangse valiuz yw、bajyiengq yw、menjyiz yw、capfwngz yw daengj.

Doenggvaq yw geiz-laeng bingh'aiz saejlaux ndaej gyaraez seizgan lix、gemjmbaeu ndang in, engqdaengz yw ndei.

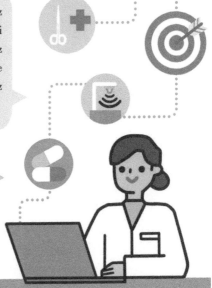

29 Gijmaz Dwg Conjva Ywbingh Bingh'aiz Saejlaux Cienj Haeuj Aendaep Bae ?

Bingh'aiz saejgyoenj rox doenggvaq lwed senj daengz gij gi'gvanh wnq bae, beijlumj daep、bwt、uk、goet doengh gij neix.

Ndawde doenggvaq lwed senj daengz aendaep ciengzseiz raen, miz 15% ~ 25% bouxbingh bingh'aiz caetconq youq mwh cinjdeng duenqdingh, couh yienh ok bingh gaenq senj bae ndawdaep. cienzbouh cietcawz gizdieg binghdaep senjbaenz dwg bouxbingh bingh'aiz saejgyoenj senj haeuj aendaep ndaej daengz gij gihvei cij miz baez ndeu aiq ndaej yw ndei.

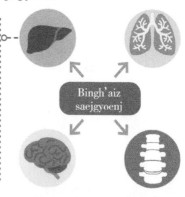

Gaengawq bouxbingh bingh'aiz saejgyoenj senj haeuj aendaep gij daep conjyiz cingzdoh caeuq gij goengnaengz cingzgvang aen daep bouxbingh, faen baenz ngamq ndaej cawz、gaenbonj mbouj miz banhfap cawz caeuq gaiq youq cungqgyang song yiengh cungj ndaej cawz sam loih.

Cienjvaq ywbingh dwg doenggvaq valiuz、bajyiengq daengj ywbingh soujduenh, sawj gij binghcauq baezfoeg bouxbingh aiq ndaej ciedgvej bae haenx mbouj duenh sukiq、linzcangz faengeiz doekdaemq, dawz aen binghcauq rox senjnod haenx bonjlaiz mbouj ndaej ciedcawz, ginggvaq yw le cienjvaq baenz gojndaej ciedcawz, sawj bouxbingh aiq ndaej ciedcawz baezfoeg haenx miz gij banhfap ndaej yw ndei.

Doiq doengh bouxbingh mbouj ndaej guh soujsuz haenx, danghnaeuz ndaej sawj baezfoeg sukiq, baennzneix hix couh aiq ndaej daengz gij gihvei guh soujsuz cienzbouh cawz bae.

Dingzlai geizlaeng bouxbingh bingh'aiz saejgyoenj, aenvih buenx miz lai giz senj, mbouj miz banhfap guh soujsuz rag yw singq cawz, cijmiz buenx miz saejsaek、ok lwed、mbongq congh daengj gij yienghsiengq aeu gip daeuj cawqleix haenx cij siengj guh soujsuz ywbingh.

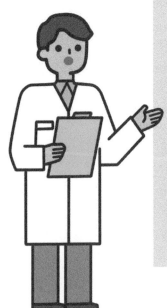

Lij miz mbangj bouxbingh daengx ndang canggvang mbouj ndei, caengz guh soujsuz gaxgonq gaenq yw gvaq lij mbouj ndaej niujcingq roxnaeuz gaijndei, roxnaeuz bouxbingh buenx miz dungx、bwt、daep、mak daengj gij bingh uq youqgaenj mbouj ndaej guh soujsuz, couhcinj linzcangz faen geiz dwg geizcaeux bingh'aiz saejlaux, hix mbouj ndaej guh soujsuz ywbingh.

Veizciz ywbingh dwg vunqsik baezfoeg geizlaeng youq dingjgangq baezfoeg yw ndaej bingh le gaemhanh ndaej bingh, ndaej genj cungj fuengfap aeu gij yw sawj gij baezfoeg cugciemh bienq ndei mizyauq、 doeg noix、 fuengbienh daeuj ciengzgeiz ywbingh sawj gij baezfoeg cugciemh bienq ndei, ndaej gyamaenh gij ywbingh yauqgoj duenh gonq, doilaeng baezfoeg bienq rwix, sawj gij seizgan cungjsoq senglix gyaraez.

Veizciz ywbingh cujyau dwg cimdoiq bouxbingh geizlaeng mizyauq valiuz le ywbingh.

Doiq bouxbingh valiuz ywgoek、 soujsuz le valiuz bangbouj caeuq soujsuz gaxgonq valiuz bangbouj moq daeuj gangj, dwg mbouj yungh guh veizciz ywbingh.

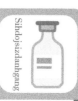

Sihdojsizdanhgang

Sihdojsizdanhgang dwg aen yw fwnhswj bajyiengq, gij yw caeuq yw conzdungj valiuz doxbeij, miz gij ywbingh yauqgoj engq sang caeuq doeg fucozyung engq mbaeu, caemhcaiq gij biujyienh doeg fucozyung hix caeuq conzdungj valiuz ywbingh gij fanjying mbouj ndei de miz di cengca. Ceiq ciengzseiz raen dwg cimj naeng yiengh lumj aencaeuz caeuq gominj fanjying.

1. naengcinj

80% doxhwnj bouxbingh aiq fatseng, ndawde daih'iek 15% bouxbingh yienghsiengq youqgaenj. Doengciengz dingz yw le ndaej gag siu dauq, danghnaeuz naengcinj haemq youqgaenj, ndaej bouhfaenh sawjyungh fuzfangh cusonh diswzmijsungh yonjgauh (bizyenzbingz), genyi aeu raemxsaw swiq naj, doengzseiz aeu louzsim baexmienx ndit ciuq.

2. gominj fanjying

Daihgaiq 5% bouxbingh youq mwh ciepsouh yw sihdojsizdanhgang aiq fatseng fanjying suhyiz (cauhminj fanjying). Dingzlai dwg gij fanying mbaeu roxnaeuz loq naek, baudaengz fatndat、saenz nit、simfonj caeuq naengcinj daengj, youqgaenj dwg diemheiq dwgrengz.

Gizyawz fanjying mbouj ndei lij miz oksiq、simyak、rueg、dungx in、fatndat、haexgaz daengj.

Dingzlai bouxbingh baezfoeg youq mwh binghcingz cincanj gocwngz, ciengzseiz biujyienh baenz cungj ngahgwn doekdaemq、ndangnaek doekdaemq、yingzyangj canggvang bienq rwix, cigdaengz dai bae, neix couh dwg gij singciz bingh yak baezfoeg.

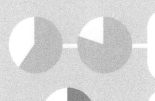

Bouxbingh baezfoeg geiz bingh haeuj laeg miz 60% ～ 80% vunz, okyienh gij singciz bingh yak.

Daih'iek 20% bouxbingh baezfoeg yakrwix cigciep baenz gij bingh yakrwix dai bae.

Saedsaeh, binghyakbinghdoeg youq aen gaihdon geizcaeux baezfoeg sengmaj couh ndaej biujyienh okdaeuj lo, binghrwik mbouj itdingh youq gaihdon bouxbingh yiengh gaenq byoembyangq、bingh haeuj ndok. Gibseiz fatyienh, yied caeux ywbingh yaugoj yied ndei.

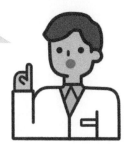

34. Bingh'aiz Saejlaux Soujsuz Le, Wnggai Baenzlawz Riengzlaeng Bae Yawj Caeuq Dauq Genjcaz ?

1 ▶ bingsij caeuq dijgenj

Moix 3 ndwen 1 baez, gungh 3 bi; 3 bi laeng moix 6 ndwen 1 baez, daengz soujsuz gvaq ndaej 5 bi; 5 bi laeng moix bi 1 baez.

2 ▶ gamcaek CEA、CA19-9 gij doxgaiq geiqhauh baezfoeg

Moix 3 ndwen 1 baez, gungh 3 bi; 3 bi laeng moix 6 ndwen 1 baez, daengz soujsuz gvaq ndaej 5 bi; 5 bi laeng moix bi 1 baez.

3 ▶ ndawdungx / banzgyangh cauhswnghboh、gij siengben ingj aenaek ndawdungx MRI

Moix 3 ndwen 1 baez, gungh 3 bi; 3 bi laeng moix 6 ndwen 1 baez, daengz soujsuz gvaq ndaej 5 bi; 5 bi laeng moix bi 1 baez.

4 ▶ najaek、dungx、banzgyangh CT roxnaeuz ndawdungx MRI

Moix bi 1 baez (yingjben aen'aek ndael ciuq saedsaeh cingzgvangq daeuj gietdingh gij baezsoq swnhseiz fangicam) .

5 ▶ cangzging

Guh soujsuz le bi ndeu guh cangzging genjcaz, lumjbaenz mbouj doengz bingzciengz, youq ndaw bi ndeu fukcaz; lumj mbouj raen miz nohmaj, youq sam bi ndawde fukcaz; yienzhaeuh haj bi baez ndeu, genjcaz seiz fatyienh baezfoegsen saejlaux cungj genyi cawz.

34

Doiq bouxbingh nienz laux ndang nyieg mbouj ndaej guh soujsuz, fangliuz dwg gij genjleh mizyauq. Mbangj dieg bingh'aiz saejgyocnj geizlaeng dandan guh soujsuz ywbingh fungyiemj fuk fat sang, youq guh soujsuz gaxgonq roxnaeuz guh soujsuz gvaqlaeng guh fangliuz ndaej yienhda gyangqdaemq fungyiemj fuk fa banzgyangh caeuq giz guh soujsuz. Seizneix, gwnz linzcangz bingh'aiz saejgyoenj fangliuz hab'wngq cujyau baugvat 6 cungj cingzgvang lajneix:

1　Bouxbingh bingh'aiz saejgyoenj youq guh soujsuz gaxgonq linzcangz cinjdon dwg geiz Ⅱ～Ⅲ, doigawj youq guh soujsuz gaxgonq roxnaeuz guh soujsuz doengzseiz fangvaliuz.

2　Bouxbingh bingh'aiz saejgyoenj youq guh soujsuz gvaqlaeng linzcangz cinjdon dwg geiz Ⅱ～Ⅲ, danghnaeuz guh soujsuz gaxgonq mbouj miz fangliuz moq, youq guh soujsuz gvaqlaeng gaengawq binghcingz bangbouj fangvaliuz.

3　Bouxbingh bingh'aiz saejgyoenj mbangj giz geizlaeng, danghnaeuz boux guh soujsuz gaxgonq mbouj fangliuz, itdingh aeu dembouj guh soujsuz gvaqlaeng doengzseiz fangvaliu. Bingh'aiz saejgyoenj mbangj giz geizlaeng mbouj ndaej guh soujsuz ciedcawz, ndaej youq soujsuz gaxgonq doengzbouh fangvaliu, yungh daeuj sukiq baezfoeg, ceng'aeu aen gihvei soujsuz ndaej ndaej yw gatcied.

4　Gij mbangj bingh'aiz saejgyoenj fukfat, aeu miz lai yozgoh bingzguj dwg mbouj dwg miz gihvei caiq guh soujsuz caiq guh fangliuz.

5　Bouxbingh bingh'aiz saejgyoenj gap miz bingh cienj bae gyae、 linzcangz yawjduenh baenz geiz Ⅳ, genyi guh valiuz daengx ndang roxnaeuz gya guh baezfoeg saejgyoenj fangliuz, aen binghcauq nodsenj miz bizyau guh saekseiz fangliuz daeuj gemj mbaeu binghyiengh.

6　Doiq bouxbingh bingh'aiz saejgyoenj miz daep、 bwt、 ndok daengj cienjyiz, cujyau guh valiuz daengx ndang. Doiq bouxbingh guh valiuz yaugoj mbouj ndei roxnaeuz ndok cienjyiz yienghyak gyanaek, caiq gibseiz guh fangliuz.

Bingh'aiz saejgyoenj gij fangliuz vunqsik cujyau faen baenz song cungj, bingzciengz fangliuz (genjcwngh "bujfang") caeuq cingcinj fangliuz.

Gij bingzciengz fangliuz gisuz cujyau miz gonqlaeng song fuengyiengq doxdoiq dwk nyingz、 daj baihlaeng gya song mbiengj nyingz ywbingh fuengsik, youhdenj dwg gisuz genjdanh、 fuengbienh、 ywbingh feiqyungh daemq; gezdenj dwg mbouj miz cabied ciuqnyingz, cingqciengz gi'gvanh deng ciuqnyingz lai, lumj saejguenj、 rongznyouh daengj mbouj ndaej daengz ndeindei baujhoh, fucozyung fangliuz hung.

Cingcinj fangliuz baudaengz sanhveizsizhingz fangliuz (3D-CRT) 、 diugyangz fangliuz (IMRT) 、 lozsenzduenhcaengz fangliuz (TOMO) daengj, wngqyungh gisongih gisuz, daj mbouj doengz gokdoh hawj bajgih ywliengh, ndaej engq ndei bae ndoj saejguenj caeuq rongznyouh daengj cingqciengz cujyau ywbingh, yienghneix baujhoh saejguenj caeuq rongznyouh.

Linghvaih lijmiz cizswj fangliuz、 fulizswj fangliuz, gij daegdiemj leihyungh cenzse bonjndang gemjnoix gij yw saejguenj caeuq rongznyouh daengj cingqciengz gi'gvanh, baujcingq gij yw dieg ywbingh, hawj seiqhenz cingqciengz cujyau ywbingh mbouj souh roxnaeuz noix ndaej ciuq.

Caengzgingh Guh Gvaq Bingh'aiz Saejgyoenj Soujsuz, Seizneix Youh Okhaex Mbouj Doengrat Le Baenzlawz Guh ?

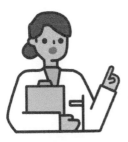

Guh gvaq bingh'aiz saejgyoenj soujsuz, seizneix youh okhaex mbouj doengrat, aeuyungh faenbied dwg baezfoeg dauq hwnj roxnaeuz gij biuj guh gvaq soujsuz yinxhwnj bakhab gaeb.

danghnaeuz dwg baezfoeg dauq hwnj

Aeuyungh caeuq canghyw vaigoh roxnaeuz canghyw baezfoeg lienzhaeh, cimdoiq baezfoeg dauq hwnj guh yw.

danghnaeuz dwg biuj guh gvaq soujsuz yinxhwnj

Aeu guh daehgiuz gya'gvangq, dawz daujguenj nohgiuznangz soengq daengz bakhab gaeb, doenggvaq ndaw nohgiuznangz cang heiq, hawj bakhab gya'gvangq. Dingzlai bouxbingh ginggvaq nohgiuznangz gya'gvangq cap haeujbae, cungj ndaej hoizfuk dungxsaej doxdoeng.

Daez daengz vuengzbiu, haujlai vunz couh siengj daengz aen daep roxnaeuz damjguenj ok le vwndiz, yienghhaenx bouxbingh bingh'aiz saejlaux hix aeu louzsim aen vwndiz vuengzbiu neix ma ?

Dapanq dwg haengjdingh, bouxbingh bingh'aiz saejlaux danghnaeuz oknyouh saek gyalaeg、bienq henj, nem lwgda (muzmoz) caeuq naengnoh saek bienq henj, aeu gibseiz bae yihyen fukcaz.

Bouxbingh bingh'aiz saejlaux yienzaen okyienh vuengzbiu.

1 Linzbah saejlaux rox riengz aen fueng'yiengq saejhimoz yiengq goekgyaeuj dauqma, hoeng, himozgwnh giz dep danjcungjgvanj, gij linzbahgez senjdeuz foeg hung gojnwngz apbik danjcungjgvanj, baenzneix couh cauhbaenz gazlanzsing vuengzbiu.

2 Bingh'aiz saejlaux yungzheih senj haeuj daep, roxnaeuz saeuqbingh senjdeuz dep dou daep, apbik guenjmbei hix rox cauhbaenz gazlanzsing vuengzbiu.

3 Bingh'aiz saejlaux gyonjgyoeb senj haeuj ndaw daep gvangq bae, caemh yaek aenvih goengnaengz daep deng sonjhaih cauhbaenz vuengzbiu.

Gyonj daeuj gangj, roxnaeuz bouxbingh bingh'aiz saejlaux miz vuengzbiu, ciengzseiz daezsingj bingh gyanaek, aeu cizgiz cawqleix.

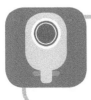

Baksaej vunzcauh dwg aenvih yw bingh sihyau, doenggvaq guh soujsuz dawz duenh saejguenj ndeu rag ok ndawdungx, nyib youq gwnz bakcab laj dungx, aeu bae baiz haex.

Baksaej vunzcauh gengangh itbuen dwg aen luenz, nemmuek dwg nding nohcwz, biujmienh yinhdumz miz saekrongh, loq sang gvaq naengnoh 1 ~ 2 lizmij.

Cujyau goengnaengz baksaej vunzcauh:

It dwg laemzseiz cienj haex okbae, vih baksieng hob ndaej vaiq cauh ok aen vanzging doxdoiq cinghseuq ndeu, doiq baksieng doxhob mizleih.

Ngeih dwg dingjlawh conghhaex gwnz ndang, dangguh loh ciengxlwenx daeuj baiz ok haex nyouh.

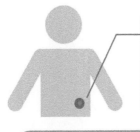

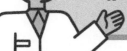

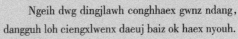

Yenzcwz fuengmienh, caenh'aeu gij soujsuz yienzlaiz baujlouz le bouxbingh bingh'aiz saejlaux conghhaex, cungj ndaej dauq supsou baksaej vunzcauh. Hoeng ndaej mbouj ndaej dauq supsou、gidij seizlawz dauq supsou caeuq fuengfap, cungj aeu youz canghyw vaigoh bingzguh le cij ndaej gietdingh.

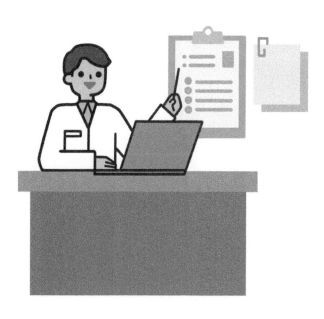

41 Baenzlawz Vuenhlawh Aendaeh Baksaej Vunzcauh ?

(1) Swiq

Aeu gaen unq cimq raemxraeuj le, menhmenh mad baksaej vunzcauh caeuq gij naeng noh seiqhenz. Baksaej vunzcauh dwg roensaej bouhfaenh ndeu, gij biujmienh de coq rim haujlai sailwedsaeq, ndigah youq ndaw gocwngz cinghseuq deng sonjsaet cungj cingzgvang gig bujben, dan yungh ceijgaen gag naenx swk giz ok lwed couh ndaej lo. Hoeng, danghnaeuz haex nyouh miz lwed roxnaeuz lwed daj ndaw baksaej vunzcauh okdaeuj, aeu gibseiz yw ndei.

(2) Dag

Dag hai bak naeng dungx baksaej vunzcauh hung iq, genyi aendaeh baksaej vunzcauh yaek beij naengnoh congh bak hung 2 ~ 3 hauzmij.

(3) Sawjyungh gij canjbinj fugen baksaej vunzcauh

Gaengawq gij saedceiq sihyau guh baksaej vunzcauh hohleix habdangq genjaeu sawjyungh gij canjbinj fugen baksaej vunzcauh, lumjbaenz faenj baksaej vunzcauh、baujhohmoz naengnoh、gau fuengz laeuh daengj, hix ndaej youq canghcauhbak cijdauj bae senj yungh.

(4) Nyaeb aeu aendaeh baksaej vunzcauh habngamj

Gaengawq gij gidij cingzgvang bouxbingh dingh, lumj giz dieg baksaej vunzcauh、seizgan raez dinj baksaej vunzcauh guh soujsuz le、gij singqcaet caeuq hingzcang haex nyouh、gij yienghceij baksaej vunzcauh hung'iq、gij naengnoh cingzgvang seiqhenz baksaej vunzcauh、baksaej vunzcauh miz mbouj miz binghgyoebfat、ginghci diuzgen daengj.

(5) Nem daejbuenz baksaej vunzcauh caeuq aendaeh baksaej vunzcauh

Genyi youq dungx byouq roxnaeuz gwn le 3 diemj cung bae vuenh aendaeh baksaej vunzcauh.

(6) Daenj saihwet baksaej vunzcauh roxnaeuz saidungx baksaej vunzcauh

Raek saihwet miz congh baksaej vunzcauh ndaej gyaraez gij seizgan sawjyungh aendaeh vunzcauh, saihwet miz congbak vunzcauh doiq binghraemj henz baksaej vunzcauh miz itdingh yawhfuengz cozyung.

42 Baksaej Vunzcauh Ganqleix Aeu Haeujsim Gij Saeh Lawz ?

Guhndei baksaej vunzcauh ganqleix bingzciengz, ndaej gyaraez gij seizgan bouxbingh sawjyungh aendaeh baksaej vunzcauh, baujhoh gij naeng noh seiqhenz baksaej vunzcauh, gemjnoix cauxbaenz baksaej vunzcauh caemhcaiq fat bingh, daezsang gij caetliengh gwndaenj bouxbingh baksaej vunzcauh. Wngdang louzsim geij diemj lajneix:

1. Cekcawz daejbuenz baksaej vunzcauh, mbouj ndaej bwtngwt sik roengzdaeuj, itdingh aeu fwngz ndeu bae doekdingh gij naengnoh seiqhenz daejbuenz baksaej vunzcauh, fwngz ndeu menhmenh cek daejbuenz baksaej vunzcauh bae. Danghnaeuz mbouj yungzheih sik vaih seiz, ndaej yungh baengzsa ndip daeuj nyinh henzbien baksaej vunzcauh caiq cekcawz.

2. Bingzseiz yungh swyenzgvangh cazyawj seiqhenz baksaej vunzcauh naengnoh, genjcaz dwg mbouj dwg miz hoengzcinj、lotnaeng、naeuh daengj. Cazyawj saek、singciz、baezsoq、soqliengh caeuq heiq gij haex daj baksaej vunzcauh baiz ok.

3. Cingzgvang cingqciengz, sikcawz gij raeblaeng daejbuenz baksaej vunzcauh wnggai dwg bingzcingj、hawq、langh miz haex lij deng raeblaeng daejbuenz baksaej vunzcauh, cix byaujsi daejbuenz baksaej vunzcauh caeuq gij naengnoh henz baksaej vunzcauh mbouj miz gaenjmaed nem, okyienh le haex iemq laeuh. Sijsaeq genjcaz gij naengnoh henz baksaej vunzcauh, danghnaeuz naengnoh nyaeuq、mbouj bingzcingj, couh aeu gau fuengz laeuh dienz bingz.

4. Baksaej vunzcauh lumj mbouj miz bingh caemh fat, cijaeu yungh raemxraeuj swiq couh ndaej lo, danghnaeuz byom bwn haemq lai, genyi dinghgeiz yungh gij gau duet bwn cawz bwn bae, caiq nem aendaeh baksaej vunzcauh. Ciengeiz gaej yungh denjfuz、ciujcingh daengj seuq baksaej vunzcauh caeuq naengnoh seiqhenz, yienghneix rox gikcoi baksaej vunzcauh couh cauxbaenz naengnoh hawqsauj、duet naeng.

42

Simcingz ndei doiq bouxbingh baezfoeg bienq ndei gig youqgaenj, miz yiengh simleix cangdai ndei doiq bouxbingh baezfoeg bienq ndei miz gij ndeicawq lajneix:

Bouxbingh ndaej baujciz simcingz vaiqvued, engq nyienh'eiq ciepsouh boux conhyez yinzyenz bae yw ndei baezfoeg genyi hawj de, ndaej ciuq giva bae guh baenz ywbingh baezfoeg dauq ndangcangq, daezsang yauqgoj ywbingh baezfoeg, gyaraez gij seizgan senglix.

Simcingz ndei, hawj bouxbingh mbouj vueng、mbouj muengz、mbouj lau youq mwh mienhdoiq bingh'aiz, ndaej mienhdoiq binghcingz bienqvaq caemdingh caeuq ywbingh gij cingzgvang sawqmwh fatseng haenx.

Bouxbingh simcingz ndei, ciengzseiz naengz gag rox bae yozsiz gij yindung gigungh、daigizgenz daengj, caemhcaiq ciengzgeiz genhciz.

Simcingz ndei ndaej daezsang bouxbingh ndangdaej dijgangliz. Yenzgiu biujmingz, baujciz simcingz ndei、mbouj you mbouj heiq, gojyij demgiengz ndangdaej menjyiz naengzlig daeuj dingj baezfoeg, coicaenh bouxbingh baezfoeg fukcangq.

Caen yawjduenh baenz bingh'aiz lo, bouxbingh aiq miz gak cungj yousim、utheiq、gaenjcieng、sim gip sim nyap、naenxhaed caeuq hozndat daengj doenghgij simcingz mbouj ndei, mienhdoiq baeuzroix simcingz vwndiz neix wnggai baenzlawz guh ?

Haeujsim ndangcangq, mbouj youheiq. Bungz daengz daemdengj caeuq saeteiq, gaej ienq mingh ienq mbwn ienq deih, ra gienh saeh hawj cihgeij angqyangz ndeu daeuj guh, okrog bae youzbyaij guhcaemz, bae caeuq vunz gangjgoj guh'angq, yienghneix hix mbouj mbwqmbat doeknaiq lo.

Ra conhyez yinzsw daeuj bangcoh, siucawz simcingz mbouj ndei doiq ndangcangq miz maz yingjyangj.

Hag rox gengangh bae biujdaz cingzsi, bienqbaenz bouxcawj simcingz, gibseiz diuzcez gij utheiq caeuq hozndat ndaw sim.

Rox gyaez, yungh gyaez daeuj vaqgej ndaw sim mbouj angq, youq mwh maij swhgeij, hag rox maij bouxwnq, fatyienh gij gyaeundei ndaw swnghhoz.

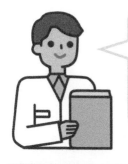

Seizneix yawjduenq caeuq yw bingh'anz yied daeuj yied gveihfan, fuengfap yied daeuj yied gohyoz, guekgya Ouh Meij fatdad gonqlaeng okdaiz le haujlai ceijnamz dazyinx, caemhcaiq lienzdaemh vuenhmoq. Guek raeuz caemh cingqcaih mboujduenh caezcienz aen gveihfan yawjbingh ywbingh.

2018 nienz 8 nyied, Gozgyah Gengangh Veiswngh Veijyenzvei ndaej yaenqfat le 《Aen Gveihfan Yawjduenq Caeuq Yw Bingh'aiz In》（banj 2018 nienz）.

2017 nienz, Gyanghsuh Swngj Cungjliuzgoh Cizgung Cunghsinh、Sanghaij Si Gang'aiz Hezvei Aizcwng Gangjfu Caeuq Guhsiz Cienhniez Veijyenzvei、Cunghgoz Gang'aiz Hezvei Aizcwng Ganghfu Caeuq Guhsiz Conhuez Veijyenzvei（CRPC）.Bingh'aiz In Hoj Yw Yozcuj hix laebdaeb ceiqdingh ok gij gveihfan yawjduenq caeuq yw bingh'aiz in.

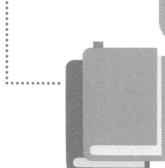

Yiennaeuz cungj dwg bingh'aiz saejlaux, hoeng giz in de mbouj itdingh cungj youq ndaw dungx, mbangj boux bingh'aiz saejlaux dwg dungxin, aiq dwg baezfoeg cigciep apbik gij cujyau ywbingh laenzgaenh roxnaeuz gikcoi gij saenzging laenzgaenh yinxhwnj; miz mbangj bouxbingh ndok in, aiq dwg goetndok baezfoeg senjnod cauhbaenz ndokin.

Inget ciuq aen gihci binglij swnghlijyoz cujyau faen baenz song cungj loihhingz:

1 Sienghaih gamjsouh daengz in

Aenvih gag cungj swgiz miz haih doengh daengz ndangdaej roxnaeuz dungxsaej gag cungj cujyau ywbingh, sawj de deng sonjhaih cix cauhbaenz inget. Baudaengz in ndangdaej caeuq dungxsaej, ndang in ciengzseiz biujyienh baenz innumj、 inhaenq、 in lumj apbik.

2 Inget gij sinzgingh binglijsing

Youzyiz sinzgingh baihrog roxnaeuz cunghsuh swnzgingh deng sonjhaih, ganjsouh in cienzsongq swnzgingh cenhveiz roxnaeuz in cunghsuh fatseng swnzgingh cungdoengh mbouj cingqciengz yinxhwnj. Swnzgingh binglijsing inget ciengzseiz biujyienh baenz coegin、 in lumj feiz coemh、 in lumj deng cuengqdienh、 in lumj deng cungq nyingz、 in mazmwnh、 in lumj deng oen caemz daengj.

47 Dingzin Miz Gijmaz Banhfap Ndei ?

1 Yungh yw miz bouhloh

Inget mbaeu

Gaihdon daih'it

Gij yw feih dingzin ahbenloih ± bangbouj yunghyw

Inget cungdaengj

Duenh daihngeih

Gij yw dingzin ahbenloih nyieg ± gij yw dingzin feih ahbenloih ± bangbouj yunghyw

In cingzdoh youqgaenj

Duenh daihsam

Gij yw dingzin ahbenloih ak ± gij yw dingzin feih ahbenloih ± bangbouj yunghyw

2 Daih'it senj hawj yw bak gwn

Bak gwn doiq haujlai vunz daeuj gangj, gij fuengsik ceiq genjdanh、ginghci、fuengbienh、yungzheih ciepsouh de, caemhcaiq mbouj yungzheih baenz yinx caeuq baenz yw baenghgauq. Caenhliengh senj bak gwn, beixmienx aenndang mbangj giz aenvih deng daj cim le mbouj cwxcaih, hix mbouj sonjhaih sailwed, lij ndaej gyangqdaemq gij fatseng beijlwd naih yw singq.

3 Ciuqseiz yungh yw

Ciuq gvidingh seizgan doxgek yunghyw, mboujlwnh seiz haenx miz mbouj miz inget, cungj aeu gibseiz yungh yw, yienghneix cijndaej baujcwng gijyw dingzin mizyau dabdaengz lienzdaemh dingzin.

4 Yungh yw godijva

Aeu seizseiz gaengawq gij cingzgvang indot bae hoizsoeng demgya yungh yw soqliengh, gij yw soqliengh ndaej gaemhanh indot haenx couh dwg gij yw soqliengh deng.

5 Louzsim gidij sicez

Gwn yw dingzin seiz, aeu louzsim miz mbouj miz fanjying mbouj ndei, lumjbaenz haexgyaeng, ndaej sawjyungh gij yw doeng haex, danghnaeuz miz bizyau ndaej lienzhaeh canghyw.

Gijyw dingzin wngdang miz gvilwd bae yungh, lumjbaenz aeu moix 12 diemjcung gwn baez yw dingzin, couh bietdingh aeu yiemzgek ciuq gvidingh gek seizgan bae gwn, yiengh yw neix youq ndaw ndang couh ndaej veizciz itdingh suijbingz, yw yaugoj couh mbouj ndaej fwt sang fwt daemq, ndaej dabdaengz aen muzdiz lienzdaemh dingzin.

Danghnaeuz caj gij yw yaugoj sauh gaxgonq siusaet le caiq yungh yw dingzin, hix couh dwg caj inget le caiq yungh, it dwg gij gaemhanh mbouj ndaej daengz indot, ngeih dwg canghyw gig nanz doekdingh gij yw sawjyungh soqliengh yw dingzin, demgya gij nanzdoh yungh yw diuzcwngj, hix doenghngauz gij saenqsim bouxbingh yw baezfoeg doiq hoenxhingz bingh hix mbouj miz maz ik.

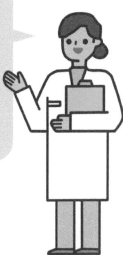

48

Geij Cungj Mbouj Doengz Yw Dingzin Ndaej Doengzseiz Gwn Lwi?

Gij yw dwg doengz loihhingz ndeu mbouj doigawj doengzseiz sawjyungh, lumjbaenz gangj song cungj yw bak gwnz ahbenloih lienz yungh, yw bak gwnz ahbenloih caeuq ywdiep ahbenloih lienz yungh, song cungj yw feihcaihdijloih dingjyiemz lienz yungh, daengj.

Aenvih doengz loih yw ndeu gij cozyung gihci cungj doxlumj, Danghnaeuz caez aeu daeuj gwn, dingzin yaugoj hix mbouj miz gij maz mingzyienj demgiengz, dauqfanj yaek cauxbaenz gij fanjwngq mbouj ndei de daihdaih gyalai.

Danghnaeuz aeu lienzhab yungh yw, yw ahbenloih caeuq yw feihcaihdijloih dingjyiemz, yw ahbenloih caeuq yw dingj doeksaet roxnaeuz yw dingj binghnyapnyuk cungj habngamj.

Yw feihcaihdijloih dingjyiemz、yw dingj doeksaet roxnaeuz yw dingj ywnyanyuk mboujdan swhgeij miz gij yaugoj haemq ndei, caemhcaiq ndaej demgya yw ahbenloih cozyung.

Danghnaeuz in cingzdoh haemq mbaeu, lij caengz sawjyungh yw ahbenloih, yienghhaenx yw feihcaihdijloih dingjyiemz、yw dingj doeksaet roxnaeuz yw dingj bingh'ak doengzseiz sawjyungh hix ndaej.

Yw dingj doeksaet caeuq yw dingj ywnyanyuk danghnaeuz yaek itheij sawjyungh, aeu siujsim gij fucozyung gyoengqde, lumjbaenz gyaeuj ngunh、yaek ninz、naetnaiq daengj.

Mbouj rox!Gij in bingh'aiz danghnaeuz mbouj ndaej hoizsoeng mizyauq, simleix bouxbingh aiq miz bienvaq caeuq simcingz fubfap, lumj naeuz ninz mbouj laep、simgaip simnyap、lau、 gadog、mbwqseiq daengj, yinxhwnj gij in yiciz doekroengz youh minjganjsing demgya sang, gojnwngz hawj bingh caenh'itbouh bienq rwix.

Aen soujduenh yw bingh yienhdaih yihyoz vanzcienz ndaej mizyauq bae gaemhanh gij in aiz, yungh yw yiemzgek ciuq Seiqgyaiq Veiswngh Cujciz sam bouhloh yenzcwz, ndaej sawj 80% bouxbingh ndaej hoizsoeng indot.

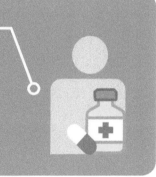

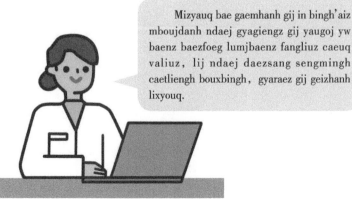

Mizyauq bae gaemhanh gij in bingh'aiz mboujdanh ndaej gyagiengz gij yaugoj yw baenz baezfoeg lumjbaenz fangliuz caeuq valiuz, lij ndaej daezsang sengmingh caetliengh bouxbingh, gyaraez gij geizhanh lixyouq.

哪些人群容易患大肠癌？

内在因素

约三分之一的大肠癌与遗传相关，如果一个家族中有多个成员先后患大肠癌，尤其是结肠癌，就要高度怀疑是遗传性大肠癌。

免疫功能缺陷或异常的患者也是大肠癌发生的高危人群。

外在因素

不良生活方式如吸烟、过量饮酒、食用大量加工红肉等，尤其是高脂肪低纤维素饮食，会增加罹患大肠癌的风险。

长期久坐、缺乏运动会引起人体激素水平异常，免疫功能下降，进而增加罹患大肠癌的风险。

土壤中缺硒的地区，以及血吸虫病高发的地区，通常也是大肠癌的高发区。

除此之外，还有一些其他的疾病也与大肠癌的发生有关，比如炎症性肠病，包括溃疡性结肠炎、克罗恩病。还有研究认为，胆囊结石、胆囊切除术后的患者，由于体内胆汁酸代谢的异常，导致肠道免疫和屏障功能受损，也会增加大肠癌的发病概率。

针对遗传因素，由于遗传因素存在于每一个细胞中，基因治疗目前还不成熟，因此对于遗传性大肠癌，只能通过正确的筛查方法来尽早发现和治疗。

针对免疫因素，可以通过加强锻炼、合理安排作息、避免过度劳累等方式增强免疫功能，从而使免疫系统能够及时发现和消灭体内的异常细胞。

针对外界因素，要培养健康的饮食和生活习惯：不抽烟，少喝酒，少吃红肉及熏制、腌制食品，减少有害物质对肠道黏膜的损伤；适量运动，增加肠道蠕动，促进排便，防止肠道内毒素的蓄积；控制体重，减少腹部脂肪堆积，改善肠道的消化和排泄功能；均衡膳食，控制脂肪和热量的摄入，注意补充食物纤维，增加肠道蠕动。

如存在炎症性肠病等与大肠癌发生相关的疾病，在积极治疗的同时，还要定期进行大肠癌筛查，尽早发现和治疗可能存在的早期癌变。

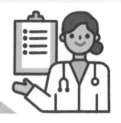

大肠癌是一种遗传倾向性比较高的恶性肿瘤。

约 **三分之一** 的大肠癌患者有遗传背景。

5% ～ 6% 的大肠癌患者最终可确诊为遗传性大肠癌。

通常，遗传性大肠癌根据是否有肠道息肉分为两类：

1
第一类以息肉病为主要特征，包括家族性腺瘤性息肉病（FAP）、遗传性色素沉着消化道息肉综合征（PJS）、锯齿状息肉病综合征（SPS）等。

2
第二类为非息肉病性大肠癌，以遗传性非息肉病性结直肠癌（HNPCC）最为常见，又称林奇综合征，林奇综合征占所有大肠癌的 2% ～ 4%，是最常见的遗传性大肠癌综合征。

④ 大肠癌会传染吗？

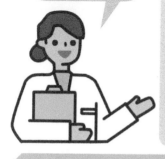

其实不必担心，大肠癌是不会传染的。

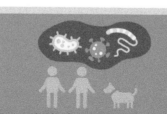

传染病是由各种病原体，如细菌、病毒、寄生虫等引起的，能在人与人、人与动物或动物与动物之间相互传播的一类疾病。

有人误把大肠癌的"家族现象"判定为传染，其实大约仅有三分之一的大肠癌是遗传因素在起作用。

此外，大肠癌的发生是环境因素和遗传因素共同引起的，同一家庭的成员如果有共同的不良生活习惯，或长期处于同一致癌环境中，就会导致包括大肠癌在内的恶性肿瘤的家族聚集现象，但这种现象与传染无关。

大肠癌早期一般无明显症状，通常当肿瘤生长到一定程度时，才会出现以下症状：

1 腹胀、腹痛

疼痛部位多集中在中下腹部，表现为胀痛或隐痛，并有逐渐加重的趋势。

2 便血

大便呈鲜红色或暗红色，且往往是血便分离。出血量较多时，大便可呈现棕红色、果酱样。

3 排便习惯和大便性状改变

表现为大便次数增多，每次排便不多，或只是排出一些黏液和血液，且有排便不尽的感觉；便秘或腹泻；大便变形、变细，可呈扁形，且变形的大便上常常附有血丝或黏液。

除了这些常见症状，大肠癌患者还可能有贫血、消瘦、乏力、低热等全身表现。

由于上述症状常常都不是肿瘤特异性的表现，容易和腹泻、痔疮等其他疾病混淆，患者如果出现上述症状或表现，应及时就诊，以免延误病情。

筛查大肠癌需要做哪些检查？

大肠癌生长很慢，潜伏期较长，是少数几种可以通过早期筛查实现治愈的癌症之一。

93% 的大肠癌来源于腺瘤（一种癌前病变）。

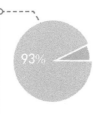

腺瘤

↓

大肠癌

从腺瘤发展到癌需要 5 ～ 7 年。

大肠癌的筛查对象

一般人群：不具有大肠癌发生高危因素的人群。

高危人群：有大肠癌家族史、炎症性肠病、不健康生活习惯的人群。

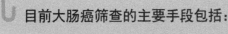

目前大肠癌筛查的主要手段包括：

 粪便隐血试验

 直肠指检

 粪便DNA检查

 内镜检查

 肿瘤标志物检测

 影像学检查

1 胸部、腹部和盆腔增强 CT 检查

可以判断大肠癌位置、肿瘤浸润深度、肿瘤与周围结构及器官的相对关系、区域淋巴结转移以及周围血管肿瘤侵犯等，对明确疾病的分期状况具有重要的临床价值。

2 盆腔高分辨率磁共振（MRI）检查

可以清楚地判断直肠癌肿瘤分期（T 分期）、淋巴结分期（N 分期）、环周切缘和直肠癌壁外血管癌栓等。

3 经直肠超声检查

对于明确直肠癌是否侵犯黏膜层和黏膜下层具有重要意义，可帮助明确肿瘤的临床分期。

4 肝脏 MRI 检查

超声或 CT 怀疑肝转移者，尤其肝转移有潜在手术切除机会时，应该行肝脏 MRI 检查。

5 PET/CT 检查

PET/CT 即正电子发射断层显像 /X 线计算机体层成像，它在提供解剖显像的同时，可以检查出不同病灶的代谢活性，若计划行转移瘤手术切除或治疗决策有重大更改时，PET/CT 检查可用于发现可能存在的更多转移灶，从而避免过度手术或治疗。

临床上往往需要各种影像学检查手段相互补充，以充分评估大肠癌的疾病分期，从而指导大肠癌的规范化治疗。

确诊大肠癌必须要做肠镜。任何血液或者影像学检查结果都只能说明患者"很有可能"得了大肠癌，只有"肠镜＋病理活检"的结果才能确诊大肠癌。

做肠镜的目的

一

确定是不是恶性肿瘤。很多时候，一些其他良性的疾病也会引起肿瘤标志物的升高，只有通过肠镜到达病灶部位，摘取病灶上的部分组织进行病理学检查，才能确定是不是大肠癌。

二

确定大肠癌的具体病理类型。不同类型肿瘤的治疗方法不尽相同，只有明确了具体的病理类型才有可能对症下药。

因此，确诊大肠癌必须做肠镜。

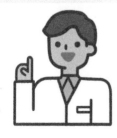

❾ 做肠镜痛苦吗？

要回答这个问题，首先要了解做肠镜的整个过程。

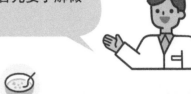

在肠镜检查前，先要进行肠道准备，术前 2～3 天尽量吃一些清淡易消化的食物。

手术前一天开始服用泻药，将肠道内的粪便排泄干净。

肠镜检查是将一根直径大约 1cm、带摄像镜头的细管从肛门插入，依次经过肛管、直肠、结肠到达回盲部，观察肠道黏膜是否有病变。

如果发现肿块，可摘取部分病灶组织进行活检，有需要的情况还可以在肠镜下对病变部位进行治疗，如直接切除息肉。

随着医疗设备的更新，现在的肠镜检查已经不像过去人们想象的那么痛苦，绝大多数人都可以耐受。如果确实存在顾虑，也可以选择无痛肠镜检查，即在检查前注射麻醉药物。但是无痛肠镜并非适合每一个人，高龄、严重心肺功能不全、肝肾功能异常、严重神经系统疾病以及其他存在麻醉禁忌证的患者，就不能进行无痛肠镜检查。

第一部分 患者的基本信息，包括姓名、性别、年龄、病理号等。

第二部分 大体检查结果，包括肿瘤部位、肠段长度、肿瘤大体类型、肿瘤大小、肿瘤距离两侧切缘距离、肿瘤有无穿孔、全直肠系膜切除术（TME）标本系膜完整性、淋巴结检出数目和分组等。

第三部分 病理科医生运用显微镜对送检组织进行专业的描述。主要包括：

1 组织学分型。按分化程度将大肠腺癌分为高分化腺癌、中分化腺癌、低分化腺癌、未分化癌4类。

2 组织学分级。传统的4级分法分为1～4级，世界卫生组织（WHO）的2级分法分为低级别和高级别。组织学分级通常越低越好。

3 脉管和神经侵犯。

4 环周切缘。

根据病理报告提供的信息，我们可以确定患者肿瘤的分期。肿瘤的分期通常用TNM分期来表示。综合TNM分期，将大肠癌分期归为 I ～IV期。

T 分期	指浸润肠壁的深度	I 期	III 期
N 分期	指区域淋巴结转移情况	II 期	IV 期
M 分期	指远处转移	早、中期	中、晚期

不同大肠癌患者的预后也不尽相同，主要与肿瘤发生部位、肿瘤恶性程度、患者遗传背景、肿瘤进展程度及患者基础健康状况等有关。

左半结肠

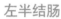

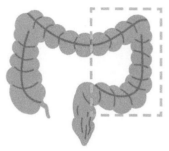

大肠包括结肠和直肠，结肠分为左、右两半。大数据分析发现，左半结肠癌患者的生存期更长。

医生常用"分化"这一病理学名词来形容肿瘤的恶性程度。分化程度包括低分化、中分化和高分化。高分化癌恶性程度低，肿瘤不容易转移，疾病发展相对缓慢，患者预后也较好；而低分化癌恶性程度高，疾病进展迅速，相对容易转移，预后也差。

大肠癌诊断和治疗的时机也是影响预后的关键因素，早期发现、早期治疗的患者生存期远长于晚期患者，甚至很多早期大肠癌可以治愈。

患者的基础健康状况也与预后关系密切，肥胖、有心血管等基础疾病或体质虚弱的大肠癌患者，其生存期明显短于无基础疾病者。

12 大肠息肉、大肠腺瘤和大肠癌有何区别？

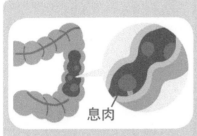

息肉

大肠黏膜表面的隆起性病变均称为息肉，有的是炎性息肉，有的是增生性息肉，还有的是腺瘤样息肉和其他类型的息肉，甚至大肠癌也属于息肉，是"恶性息肉"。

炎性息肉和增生性息肉属于良性息肉，不会发生癌变，通常也不会有明显的肠道症状。

腺瘤样息肉即为大肠腺瘤，虽然是良性息肉，但有癌变的可能性，癌变率虽不到 10%，但 95% 的大肠癌是由腺瘤样息肉演变而来的，因此是大肠癌筛查的主要对象。

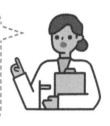

根据临床资料分析，腺瘤性息肉发展成大肠癌一般需要 5～10 年的时间，因此对腺瘤性息肉患者进行大肠癌的早期筛查可以在早期发现大肠癌，从而实现早诊早治，具有重要的价值。

凡是内镜下看到从大肠黏膜层突出到肠腔的隆起都称为息肉。

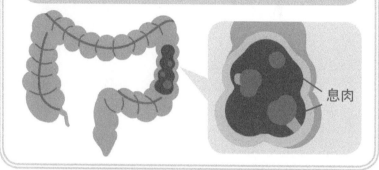

息肉

息肉有多种病理类型，包括炎性息肉、增生性息肉等良性息肉，以及恶性息肉。

仅通过镜下外观难辨其病理类型，是否需要手术，不取决于肠镜下的外观，而取决于其病理"身份"。

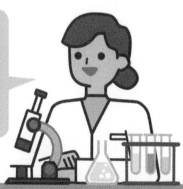

俗话说"十男九痔"，说明痔疮发病率相当高，尤其是男性。

不良饮食习惯（如辛辣、油腻、少粗纤维饮食）和生活习惯（如缺乏运动、久坐等）是导致痔疮高发的重要因素。

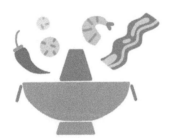

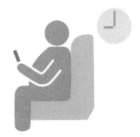

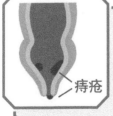

痔疮

痔疮是直肠下段和肛管静脉充血导致静脉曲张而形成的血管团，属于良性病变，一般不会癌变。

痔疮和大肠癌都有大便带血的症状，在诊断上容易混淆。然而两者便血的特点不同，痔疮表现为血液多在大便后滴出，在大便表面或手纸上，不与大便混合，多为鲜红色。大肠癌表现为血液与大便混合排出，多为暗红色、酱紫色或黑色，常伴有黏液，形成黏液脓血便。

痔疮　　　　　　大肠癌

需要特别强调的是，痔疮往往会"掩盖"大肠癌。因此，无论是否有痔疮，出现大便带血都应及时就诊以排除大肠癌，别因小小痔疮让大肠癌"瞒天过海"。

肠胃炎与大肠癌有相似症状，即腹痛、腹泻。

肠胃炎发病前多有进食不干净，食生冷、辛辣等刺激食物，或腹部受凉等诱因。一般腹痛、腹泻症状比较剧烈而短暂，伴有发烧、恶心、呕吐等症状。	大肠癌的腹痛、腹泻多为长期、慢性，以间歇性钝痛为主，与饮食、受凉等关系不大，一般不伴有恶心、呕吐，常有便血、乏力、消瘦等症状。

结直肠一般称作大肠，长度约 150cm。包括盲肠、升结肠、横结肠、降结肠、乙状结肠、直肠和肛管。临床上常将结肠分为左、右两半。

右半结肠包括横结肠的右半部分、盲肠、升结肠。

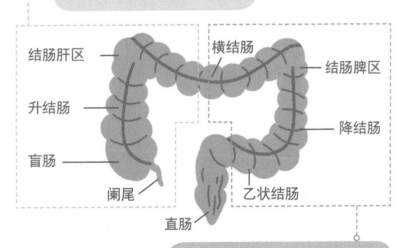

结肠肝区

横结肠

结肠脾区

升结肠

降结肠

盲肠

阑尾

乙状结肠

直肠

左半结肠包括横结肠的左半部分、降结肠和乙状结肠。

　　根据肿瘤位置的不同，手术方式不一样，可分为以下4种：

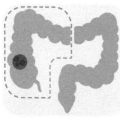

1 右半结肠切除术

适用于位于右半结肠的肿瘤。

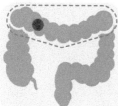

2 横结肠切除术

适用于横结肠癌。

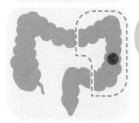

3 左半结肠切除术

适用于位于左半结肠的肿瘤。

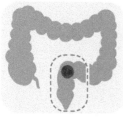

4 直肠乙状结肠切除术

直肠癌的手术方式分为以下 3 种：

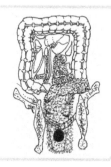

腹会阴联合直肠癌根治术（Miles 手术）

即不保留肛门手术。适用于下段直肠癌。切除范围包括直肠、肛管及周围组织，在左下腹做永久性乙状结肠造口。

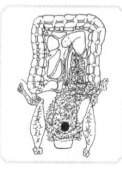

直肠低位前切除术（Dixon 手术）

即保留肛门手术。适用于中上段直肠癌。由于保留了足够的直肠和肛门，手术损伤小，排便功能良好。

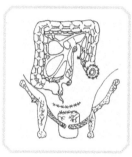

经腹直肠切除术（Hartmann 手术）

即肿瘤切除、近端造瘘、远端封闭手术。适用于一般情况很差（如老年人）、不能耐受 Miles 与 Dixon 手术的患者。

MDT 即多学科协作组（multi-disciplinary team）模式。

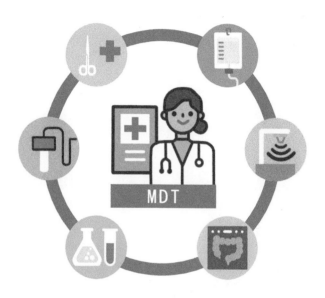

　　MDT 是由来自肿瘤外科、肿瘤内科、放疗科、影像科、病理科、内镜中心等科室的专家组成一个比较固定的治疗团队，围绕患者的肿瘤病理类型、侵犯范围（分期）和变化趋势进行讨论，提出适合患者的最佳治疗方案，合理有序地应用各学科现有的治疗手段，以期患者获益最大化。

20 结直肠癌做手术前需要做哪些检查和准备？

结直肠癌术前检查包括如下几种：

1 常规检查

包括血常规、尿常规、粪常规、生化、凝血功能、血型、输血前全套等。

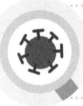

2 肿瘤相关检查

包括肿瘤标志物、纤维结肠镜、胸腹部增强 CT、直肠核磁共振等。

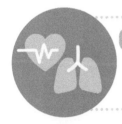

3 心肺功能检查

检查和评估脏器功能，了解患者的手术耐受性。

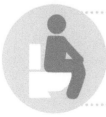

4 术前肠道准备

患者于术前一天服泻药，排空肠道。

结直肠癌手术后常见的并发症有以下 5 种:

一　吻合口瘘。吻合口瘘是结直肠癌术后最主要与最严重的并发症之一。

> 吻合口瘘的处理:
> ①全身对症支持治疗;
> ②合理使用抗生素;
> ③引流管的冲洗治疗;
> ④手术治疗。

二　术中与术后出血。直肠周围的静脉丛非常丰富,一旦损伤,出血迅速且不易自止。

三　切口感染。

四　直肠癌术后可能出现排尿困难、大便失禁、性功能障碍。

五　尿漏。术中由于各种原因损伤膀胱或输尿管引起。

22 结直肠癌手术后多长时间可以出院？

正常情况下如果不出现并发症，手术后需要 7 天左右可以出院。

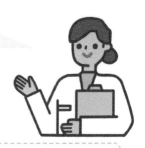

年龄、伴发疾病、术后并发症等情况均会影响住院时间。

（1）年龄

年轻患者较年老患者住院日短。大多数老年人会伴发其他系统疾病。另外，老年人体质弱，对手术的耐受性较差，恢复时间也会慢一些。

（2）伴发疾病

有其他伴发疾病时，会延长住院时间。

（3）术后并发症

术后并发症会显著延长术后住院时间，如术后再次手术、吻合口瘘、切口感染等。

肠癌术后的患者要注意饮食的多样化，不要迷信"忌口"等说法，均衡摄取各种营养物质，不偏食，不挑食。但有以下几点要注意：

1　术后第一天可以喝水和米汤，第二天可以吃稀米粥，然后逐步过渡到正常饮食。

2　术后患者住院期间尽量不吃油腻食物，避免淋巴乳糜漏。

3　宜清淡饮食，可进食小米粥。

4　吃易于消化吸收的食物。

5　多吃富含膳食纤维的蔬菜，如芹菜、白菜、萝卜等。

6　忌高脂饮食，尤其是不饱和脂肪酸。

7　注意饮食卫生。

8　不吃刺激性和辛辣的食物。

9　不吃生、冷、坚硬、煎炸、腌制等食物。

10　戒烟戒酒。

24 肠癌术后化疗的方案怎么选择？

肠癌术后的化疗方案并不复杂，目前有证据证实可以用于肠癌术后辅助化疗的药物主要有 3 种：氟尿嘧啶、奥沙利铂和卡培他滨。

这 3 个"战士"可以组合成两种"兵团"：

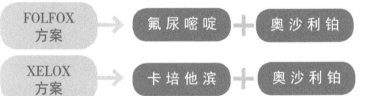

使用哪一种方案则取决于患者对不同药物副作用的耐受性评估和医生的用药习惯。

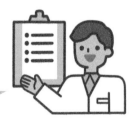

另外，有些患者由于病期较早或年龄较大，也可以采用"单兵作战"模式，即只使用氟尿嘧啶或卡培他滨。

氟尿嘧啶 / 卡培他滨

25 肠癌术后化疗需要多少周期？

以往对肠癌术后辅助化疗通常建议治疗半年。

采用 XELOX 方案

每 3 周为 1 个周期，共 8 个周期。

采用 FOLFOX 方案

每 2 周为 1 个周期，共 12 个周期。

具体情况还需要与医生商谈，医生通常会根据肿瘤的分期、其他高危因素和化疗的毒副作用综合判断来决定治疗的周期数。

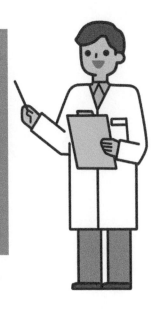

化疗引起的恶心、呕吐怎么缓解？

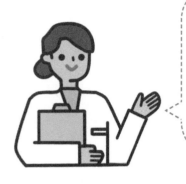

在大肠癌治疗中，常用的化疗药物所引起的恶心、呕吐副作用通常较轻，或者是中度水平，不用过于担心。

如果化疗后出现了影响进食的恶心、呕吐反应，医生会给患者使用止吐、抑制胃酸或保护胃黏膜的药物，大多数情况下，反应会在 2 ~ 3 天后消失。

对于极少数出现严重呕吐的患者，医生还会积极补液以预防脱水，并抽血化验了解患者的电解质情况，及时给患者纠正。

卡培他滨在大肠癌治疗中的应用十分广泛。但在服药期间，会诱发一些不良反应，其中手足综合征就是常见的一种，其特征表现为手足麻木、感觉迟钝，皮肤肿胀、红斑、皲裂、硬结样水泡或严重的疼痛等。

早观察、早发现是防治手足综合征的首要措施

一旦出现手足综合征，应及时和医生联系，由医生对手足综合征进行分级诊断和治疗。

Ⅰ级　轻微的皮肤改变，一般无须其他特殊处理，生活中保持皮肤清洁和湿润即可。

Ⅱ级　伴有疼痛，轻度影响日常活动，在保持皮肤清洁和湿润的基础上，对疼痛局部外用麻醉药物即可。

Ⅲ级　出现脱屑、水疱、出血、水肿等临床表现，同时伴有剧烈疼痛，此时应中断治疗，待恢复后降低剂量或改用其他药物。

在临床治疗中,医生为了拟定治疗方案,会根据原发肿瘤的状况、转移淋巴结的多少和远处转移的情况把大肠癌分成四期,分别是:

| Ⅰ期 | Ⅱ期 | Ⅲ期 | Ⅳ期 |

其中Ⅳ期大肠癌伴有远处转移,被称为晚期大肠癌。

晚期大肠癌有多种治疗方法可以选择,包括手术治疗、化疗、放疗、靶向治疗、免疫治疗、介入治疗等。

晚期大肠癌通过治疗可以达到延长生存时间、减轻痛苦甚至治愈的目的。

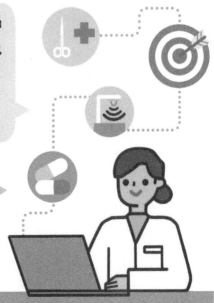

结直肠癌会通过血液转移到别的器官，比如肝、肺、脑、骨等。

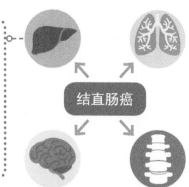

其中通过血液转移到肝脏最常见，15%～25%的结直肠癌患者在确诊时就已伴有肝转移，而完整切除肝转移灶是结直肠癌肝转移患者获得潜在治愈的唯一机会。

结直肠癌

根据结直肠癌肝转移患者的肝转移程度和肝功能情况，把患者分为初始可切除、不可切除及介于两者之间的潜在可切除三类。

转化治疗是指通过化疗、靶向等治疗手段，使潜在可切除患者的肿瘤病灶缩小、临床分期下降，经过治疗，把原来不可切除的转移性病灶转化为可切除，使潜在可切除患者获得治愈可能性的治疗措施。

对于那些不可进行切除手术的患者，如果能够使肿瘤缩小，那么也就有可能获得手术切除的机会。

大部分晚期结直肠癌患者因伴有多发转移，手术无法根治性切除，只有当伴发肠梗阻、出血、穿孔等需要急诊处理的症状时才考虑进行手术治疗。

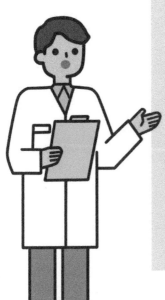

还有一部分患者全身状况不良，经术前治疗仍不能纠正或改善，或伴有严重心、肺、肝、肾等重要脏器疾患而不耐受手术者，即使临床分期为早期大肠癌，也无法进行手术治疗。

维持治疗是晚期肿瘤在抗肿瘤治疗中获得了疾病的控制后，选择性地给予有效、低毒、方便的药物长期治疗至肿瘤进展的模式，可以巩固前期治疗的疗效，延迟肿瘤进展，使总生存时间得到延长。

维持治疗主要是针对晚期患者有效化疗后的治疗。

对于根治性化疗、手术后辅助化疗及手术前新辅助化疗的患者来说，是不需要做维持治疗的。

西 妥 昔 单 抗

　　西妥昔单抗是一种分子靶向药物，与传统化疗药物相比，具有更高的疗效和更轻的毒副作用，且这些毒副作用的表现也与传统化疗药物的不良反应有所差别。最常见的是痤疮样皮疹和过敏反应。

1. 皮疹

　　80% 以上的患者可能发生，其中约 15% 的患者症状严重。通常停药后可以自行消退，如果皮疹较为严重，可局部使用复方醋酸地塞米松软膏（皮炎平），建议清水洗脸，同时要注意避免阳光直射。

2. 过敏反应

　　约 5% 的患者在接受西妥昔单抗治疗时可能发生输液反应（超敏反应）。大部分为轻中度反应，包括发热、寒战、恶心和皮疹等，严重的可出现呼吸困难。

▶　　其他不良反应还有腹泻、恶心、呕吐、腹痛、发热、便秘等。

多数肿瘤患者在病情进展过程中，往往表现为进行性的食欲下降、体重下降、营养状况恶化，直至死亡，这就是肿瘤恶病质。

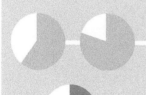

进展期肿瘤患者有 60% ~ 80% 会出现恶病质。

约 20% 的恶性肿瘤患者直接死于恶病质。

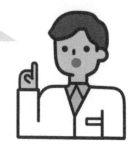

实际上，恶病质在肿瘤生长的早期阶段即可出现，恶病质并不一定出现在患者骨瘦如柴、病入膏肓的阶段。及时发现，越早干预治疗效果越好。

34 大肠癌术后该如何随访复查？

1 病史和体检

每 3 个月 1 次，共 3 年；然后每 6 个月 1 次，至术后 5 年；5 年后每年 1 次。

2 监测 CEA、CA19-9 等肿瘤标志物

每 3 个月 1 次，共 3 年；然后每 6 个月 1 次，至术后 5 年；5 年后每年 1 次。

3 腹 / 盆腔超声、胸片

每 3 个月 1 次，共 3 年；然后每 6 个月 1 次，至术后 5 年；5 年后每年 1 次（胸片根据实际情况决定随访频率）。

4 胸 / 腹 / 盆腔 CT 或腹部 MRI

每年 1 次，必要时 6 个月 1 次。

5 结肠镜

术后 1 年内行结肠镜检查，如有异常，1 年内复查；如未见息肉，3 年内复查；然后 5 年 1 次，随诊检查出现的大肠腺瘤均建议切除。

对于年老体弱不能耐受手术的患者，放疗是有效的选择。局部晚期直肠癌单纯手术治疗复发风险高，在手术前或手术后行放疗能够显著降低盆腔及手术区域的复发风险。目前，临床上直肠癌放疗的适应证主要包括以下 6 种情况。

1　　术前临床诊断为 II ～ III 期的直肠癌患者，推荐行术前放疗或术前同步放化疗。

2　　术后病理诊断为 II ～ III 期的直肠癌患者，若术前未行新辅助放疗，术后根据病情行辅助放化疗。

3　　局部晚期直肠癌患者，如果术前未行放疗者，必须补充术后同步放化疗。局部晚期不可手术切除的直肠癌，可行术前同步放化疗，以达到缩小肿瘤的目的，争取根治性手术的机会。

4　　局部区域复发的直肠癌，需多学科评估是否有机会再次手术或者行放疗。

5　　伴有远处转移、临床诊断为 IV 期的直肠癌患者，建议全身化疗或加直肠肿瘤放疗，转移灶必要时可行姑息放疗以减轻症状。

6　　对于已有肝、肺、骨等部位转移的直肠癌患者，治疗以全身化疗为主。对于化疗效果欠佳或骨转移疼痛症状加重的患者，再及时进行放疗。

36 直肠癌常用的放疗模式和技术是什么？

直肠癌的放疗模式主要分为两种，普通放疗（简称"普放"）和精准放疗。

普通放疗所用的技术主要有前后两野对穿照射、一后野加两侧野的治疗方式，优点是技术简单、方便、治疗费用低；缺点是无差别照射，正常器官受照射剂量高，像肠管、膀胱等不能得到很好的保护，放疗副作用大。

精准放疗包括三维适形放疗（3D-CRT）、调强放疗（IMRT）、螺旋断层放疗（TOMO）等，应用计算机技术，从不同角度给予靶区剂量，可以更好地避开肠管和膀胱等正常组织，从而达到保护肠管和膀胱的目的。

此外，还有质子放疗、重离子放疗，利用射线本身的特点减少肠管和膀胱等正常器官所受的剂量，在保证治疗区域受量时，使周围正常组织不受或少受照射。

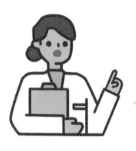

直肠癌手术后再次出现排便不畅，需要区分是肿瘤复发，还是手术后的疤痕导致吻合口狭窄。

如果是肿瘤复发

需要和外科医生或肿瘤科医生联系，针对复发的肿瘤进行治疗。

如果是手术后的疤痕所致

需要进行球囊扩张，将球囊导管送至吻合口狭窄的地方，通过充盈球囊，对吻合口起到扩张作用。绝大多数患者经过介入的球囊扩张，都能恢复肠道的通畅。

38 大肠癌也会引起黄疸吗？

提到黄疸，很多人会想到肝脏或者胆管出了问题，那么大肠癌患者也需要注意黄疸的问题吗？

答案是肯定的，大肠癌患者如果出现小便颜色加深、变黄，以及眼睛（巩膜）和皮肤颜色变黄，需要及时到医院复查。

大肠癌患者出现黄疸的原因：

1　大肠的淋巴会沿着肠系膜方向向根部回流，而系膜根部邻近胆总管，转移的淋巴结肿大可能压迫胆总管，从而导致梗阻性黄疸。

2　肠癌容易向肝脏转移，如果转移的病灶邻近肝门，压迫肝总管，也会导致梗阻性黄疸。

3　大肠癌合并广泛的肝脏转移时，也会因为肝功能受损导致黄疸症状的出现。

总之，如果大肠癌患者出现黄疸症状，常常提示病情加重，需要积极处理。

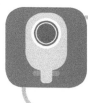

肠造口是指因治疗疾病的需要，通过手术将一段肠管拉出腹腔，缝合于腹壁切口上，用于排泄粪便。

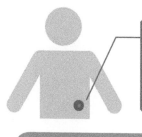

健康的肠造口一般呈圆形，黏膜呈牛肉红色，表面湿润有光泽，略高于皮肤 1 ～ 2cm。

肠造口的主要功能：

- 一是临时性转流粪便，为吻合口的愈合创造一个相对清洁的环境，以利于吻合口的生长。

- 二是代替人体自身的肛门，作为永久排出粪便的通道。

原则上只要原来的手术保留了大肠癌患者自身的肛门，均可以进行造口回纳。但能否回纳、具体的回纳时间和方法均要由外科医生评估后才能决定。

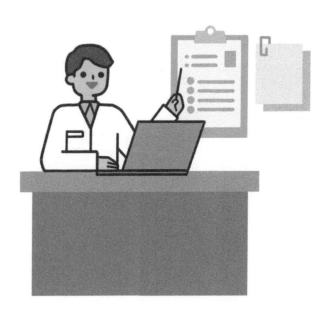

㊶ 如何更换肠造口袋？

（1）清洗　　用软毛巾浸泡温水后，轻轻擦拭造口及造口周围皮肤。造口本身是肠道的一部分，它的表面布满毛细血管，所以在清洁过程中受损的情况很普遍，只需用纸巾轻按渗血部位片刻即可。但若粪便有血或血从造口内流出，需及时就医。

（2）测量　　测量造口处腹部皮肤开口的大小，建议造口袋开口要较皮肤开口大 2～3mm。

（3）使用造口附件产品　　根据造口护理的实际需要适当选用造口附件产品，如造口粉、皮肤保护膜、防漏膏等，也可以在造口师的指导下选用。

（4）选择合适的造口袋　　依据患者的具体情况而定，如造口位置、造口术后时间的长短、粪便性状、造口形态大小、造口周围皮肤情况、造口有无并发症、经济条件等。

（5）粘贴造口底盘和造口袋　　建议在空腹或进食后3 小时更换造口袋。

（6）佩戴造口腰带或造口腹带　　佩戴造口腰带能延长造口袋的使用时间，造口腹带对造口旁疝有一定的预防作用。

做好肠造口的日常护理, 可延长造口患者造口袋的使用时间, 保护造口周围皮肤, 减少造口并发症的发生, 提高造口患者的生活质量。应注意以下几点:

1 撕除造口底盘时, 不可强硬撕下, 必须一手固定造口底盘边缘皮肤, 一手缓慢将造口底盘撕除。若不易撕除时可用湿的纱布湿润造口底盘边缘再撕除。

2 平时利用自然光观察肠造口周围皮肤, 检查是否有红疹、破皮、溃烂等。观察造口排泄粪便的颜色、性质、次数、量和气味。

3 正常情况下, 撕除的造口底盘背面应该是平整的、干燥的, 若有粪便残留于造口底盘背面, 则表示造口底盘与造口旁皮肤未紧密粘贴, 出现了大便渗漏。仔细检查造口周围皮肤, 若皮肤褶皱、不平整, 则须以防漏膏填平。

4 造口若无并发症, 只须用温水清洗即可。务必将残胶清洗干净, 如有较多毛发, 建议定期用脱毛膏祛除毛发, 然后再粘贴造口袋。切勿用碘附、酒精等清洁造口及周围皮肤, 这样会刺激造口从而引起皮肤干燥、脱皮。

积极乐观的情绪对癌症患者的康复非常重要。拥有积极乐观的心理状态对肿瘤康复有以下好处：

 能保持积极乐观心态的患者，更愿意接受专业人员给予的肿瘤康复治疗建议，能按计划完成肿瘤康复治疗，提高抗肿瘤的疗效，延长生存期。

 积极乐观的情绪，能使患者在面对癌症的时候不慌张、不恐惧，能够沉着冷静地面对病情变化以及治疗中的突发情况。

 拥有良好心态的患者往往能主动学习气功、太极拳等康复运动，并长期坚持。

 积极的情绪可以提高患者的机体抵抗力。研究表明，保持愉悦的情绪、良好的心理状态，可以增强机体抗肿瘤的免疫能力，促进肿瘤患者的康复。

当癌症确诊后，患者的各种担心、委屈、紧张、焦虑、抑郁和愤怒等不良情绪都可能出现，面对这一系列情绪问题应该怎么办？

 关注心理健康。在挫折和失意面前，不要迷失自己，做一件让自己快乐的事，打开心灵的束缚，学会用正面的情绪浇灌心灵之树。

寻求专业人士的帮助，消除不良情绪对身体健康的影响。

 学会健康地表达情绪，成为情绪的主人，及时调节内心的委屈和愤怒。

懂得爱，用爱来化解心中的不愉快，在欣赏自己的同时，学会欣赏他人，发现生活中的美。

45 癌痛规范化诊疗有参考指南吗？

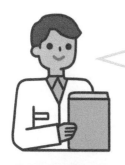

有。在癌痛规范化诊疗的道路上，欧美发达国家相继出台了很多指南，并持续更新。我国也在不断完善诊疗规范。

2018 年 8 月，国家健康卫生委员会印发了《癌症疼痛诊疗规范（2018 年版）》。

2017 年，江苏省肿瘤科质控中心、上海市抗癌协会癌症康复与姑息专业委员会、中国抗癌协会癌症康复与姑息治疗专业委员会（CRPC）难治性癌痛学组也相继制定了癌痛诊疗规范。

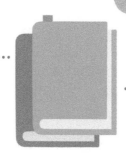

46 为什么有的大肠癌患者是肚子痛，有的却是骨头痛？

虽然都是大肠癌，但疼痛的部位未必都在腹部，有的患者肚子痛，可能是肿瘤直接压迫邻近组织或刺激邻近神经引起的；而有的患者骨头痛，可能是肿瘤骨骼转移引起的骨痛。

疼痛按病理生理学机制主要分为两种类型：

1 伤害感受性疼痛

因有害刺激作用于躯体或脏器组织，使之受损而导致疼痛。包括躯体痛和内脏痛，躯体性疼痛常表现为钝痛、锐痛、压迫性疼痛。

2 神经病理性疼痛

由外周神经或中枢神经受损，痛觉传递神经纤维或疼痛中枢产生异常神经冲动所致。神经病理性疼痛常表现为刺痛、烧灼样痛、放电样痛、枪击样疼痛、麻木痛、麻刺痛等。

47 止痛有哪些好办法？

1 按阶梯用药

重度疼痛

中度疼痛

轻度疼痛	第二阶段	第三阶段
第一阶段	弱阿片类镇痛药	强阿片类镇痛药
非阿片类镇痛药	± 非阿片类镇痛药	± 非阿片类镇痛药
± 辅助用药	± 辅助用药	± 辅助用药

2 首选口服给药　　口服对于很多人来讲，是最简单、经济、方便、易于接受的方式，并且不易产生成瘾性及药物依赖性。尽量选择口服，能避免打针引起的局部不适，也不会损害血管，还能降低耐药性的发生率。

3 按时用药　　按规定时间间隔用药，不论当时是否有疼痛发作，都要及时用药，这样才能保证止痛药物达到持续镇痛的效果。

4 用药个体化　　要时刻根据疼痛缓解状况增减用药剂量，凡是能够控制疼痛的剂量就是正确的剂量。

5 注意具体细节　　服用镇痛药时要注意有无不良反应，比如便秘。如果有必要可以联系医师。

48 痛的时候吃药，不痛的时候不需要吃药，对吗？

止痛剂应有规律地使用，比如需要每 12 小时服用一次止痛药，就必须严格按规定间隔时间服用，这样药物在体内就能维持一定的水平，药效就不会忽高忽低，能达到持续止痛的目的。

如果等到前一次药效消失之后再使用止痛药，也就是等疼痛了再用，一是疼痛得不到控制，二是医护人员很难确定止痛药的使用剂量，增加了药物调整的难度，也让患者对抗肿瘤治疗的信心产生动摇，不利于战胜疾病。

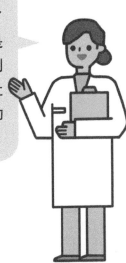

49 几种不同的止痛药物可以同时服用吗？

相同类型的药物不推荐同时使用，比如说两种口服阿片类药物联用，口服阿片类药物与阿片类贴剂联用，两种非甾体类抗炎药联用，等等。

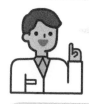

因为同一类药物的作用机制都是类似的，一起服用的话止痛效果不会有明显的增强，反而会导致不良反应大大增加。

如果要联合用药，阿片类药物加非甾体类抗炎药，阿片类药物加抗惊厥药或抗抑郁药都是合适的。

非甾体类抗炎药、抗惊厥药或者抗抑郁药不仅自身具有比较好的止痛效果，而且能增强阿片类药物的作用。

如果疼痛程度较轻，还未使用阿片类药物，那么非甾体类抗炎药与抗惊厥药或者抗抑郁药同时使用也是可以的。

抗惊厥药与抗抑郁药如果要一起使用的话，需要小心它们共同的副作用，如头晕、嗜睡、疲倦等。

50 吃止痛药会影响放疗、化疗效果吗？

不会的！癌痛如果得不到有效的缓解，患者可能会出现心理上的变化和不良情绪，如失眠、焦虑、恐惧、孤独感、厌世等，引起疼痛阈值下降而敏感性增高，可能使病情进一步恶化。

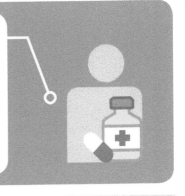

现代医学治疗手段完全可以有效地控制癌痛，严格按照世界卫生组织三阶梯原则用药，可以使 80% 的癌痛患者的疼痛得到缓解。

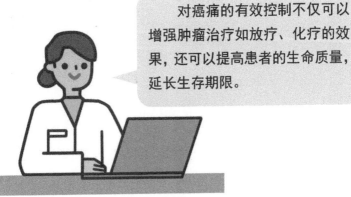

对癌痛的有效控制不仅可以增强肿瘤治疗如放疗、化疗的效果，还可以提高患者的生命质量，延长生存期限。